# Lennon/McCartney :
# Le chant des cerveaux

Alain DELIQUET

# Lennon/McCartney :
# Le chant des cerveaux

Publibook

Retrouvez l'ensemble de notre catalogue sur le site des éditions Publibook :

http://www.publibook.com



Éditions Publibook,
14, rue des Volontaires
75015 Paris – France
Tél : +33 (0)1 53 69 65 55

IDDN.FR.010.0104422.000.R.P.2005.035.40000

Cet ouvrage a fait l'objet d'une première publication aux Éditions Publibook en 2005

À Sylvie, Julie et Charlotte

# Préface

Lorsqu'en 1962, John Lennon et Paul McCartney décident de co-signer leurs compositions « McCartney-Lennon » (*Love me do)* puis « Lennon-McCartney » à partir de « *She loves you* », ils ne se doutent pas que quelques années plus tard ils se disputeraient la paternité de chacune des 162 chansons qu'ils ont enregistrées, allant jusqu'à comptabiliser de façon mesquine le pourcentage de contribution de chacun.

Chacun sait aujourd'hui qu'un grand nombre des chansons publiées ont pour origine une composition individuelle (79 pour Lennon, 71 pour McCartney et 12 en double paternité), même si la plupart de ces œuvres a fait l'objet d'une collaboration créative extraordinaire dans leur réalisation finale.

La diversité du répertoire, (à laquelle a également contribué George Harrison), est le résultat d'une alchimie créative, faite de différences marquées mais aussi de complémentarités et d'interactivités.

En tout état de cause, une étude attentive de leurs compositions, met en évidence des personnalités fortement marquées, ainsi que des relations à la vie, clairement distinctes, voire opposées.

« *Nos chansons étaient une signature, même lorsque nous ne voulions pas parler de nous, elles révélaient nos personnalités. C'était toujours évident et si on regardait sous la surface, tout était dit* » (John Lennon).

L'objet de cet ouvrage est de mettre en évidence la nature et l'essence même de ces deux personnalités, en faisant appel aux découvertes de la **neurophysiologie** ainsi que de la **neuropsychologie** et en particulier à la théorie des **préférences cérébrales**, afin de mieux appréhender ce qui transparaît de celles-ci dans leurs chansons.

Nous épargnerons au lecteur l'histoire détaillée du mythe Beatles, de leur rencontre du 6 juillet 1957, à la fête de fin d'année scolaire de Woolton dans la banlieue de Liverpool, à l'annonce du départ de Paul McCartney le 10 avril 1970, histoire largement détaillée dans des centaines de livres.

Toutefois, afin d'apporter un éclairage à notre propos, nous resituerons les personnalités de Lennon et de McCartney, mais également leur œuvre, par rapport à leur enfance et aux événements personnels auxquels ils ont été confrontés, en faisant également référence aux événements politiques et sociaux des sixties, qui ont si fortement influencé leur musique.

# Chapitre 1
# Voyage au centre du cerveau

## L'Homme et son cerveau

Dès **–450** avant J.C., **Hippocrate** écrivait :

*« Certains disent que le cœur est l'organe de la pensée et qu'il ressent la douleur et l'angoisse. Mais ce n'est pas exact. Les hommes devraient savoir que du cerveau, et du cerveau seulement, viennent nos plaisirs, nos joies, nos rires et nos larmes.*

*C'est grâce à lui, en particulier, que nous pensons, voyons, entendons et faisons la différence entre le beau et le laid, le bien et le mal, l'agréable et le désagréable. Le cerveau est le messager de la conscience. »*

En **1684**, **Thomas Browne** mit en évidence que les deux moitiés du cerveau influent sur le comportement humain.

En **1874**, **John Hughlings-Jackson** (docteur en médecine) avança le concept de dominance cérébrale, avec pour hypothèse que l'un des hémisphères du cerveau était leader sur l'autre.

En **1909**, **Broadman**, réussit à établir une carte du cerveau, avec ses zones principales.

En **1962**, le médecin physiologiste américain **Paul McLean,** présenta sa théorie du cerveau tri-unique.

Selon McLean, le cerveau humain est un **cerveau à trois étages**, qui se serait constitué avec le temps et aurait accompagné l'évolution de l'homme :

- Le cerveau reptilien
- Le cerveau limbique
- Le cerveau cortical (ou néo-cortex)

**Le cerveau reptilien** (notre cerveau primitif), est appelé ainsi dans la mesure où il s'apparente au cerveau des reptiles préhistoriques. Notre cerveau reptilien se manifeste dans le marquage de territoire, les rituels, dans toutes nos réactions de protection et de défense, dans le conformisme et le besoin de routine.

**Le cerveau limbique** (notre cerveau mammifère), que nous avons en commun avec les mammifères dits inférieurs, est le siège de l'affect, des émotions, des valeurs, des motivations et de notre mémoire à long terme.

**Le cerveau cortical** (notre cerveau pensant), que l'Homo sapiens partage avec les mammifères supérieurs (chimpanzés, dauphins) est le cerveau qui nous permet d'analyser, de raisonner, de nous adapter, de créer et de nous projeter dans le futur.

En **1981**, **Roger Sperry** reçut le prix Nobel pour ses travaux sur la spécialisation hémisphérique et sur les modes de connaissance.

La théorie de Sperry reprend celle des deux hémisphères spécialisés :

- **L'hémisphère gauche** (cerveau gauche) se distingue globalement par des fonctions telles que l'analyse, le traitement des données, la logique et le contrôle de l'environnement.

- **L'hémisphère droit** (cerveau droit) fonctionne particulièrement dans des registres comme la synthèse, la créativité, l'intuition, le relationnel et l'affectif.

En effet, à partir de 1975, Roger Sperry avait constaté que ses patients, qui avaient subi une section du corps calleux (séparant les deux hémisphères) afin de traiter des crises d'élilepsie, avaient apparemment une vie normale, mais étaient cependant confrontés à certains dysfonctionnements :

Ainsi lorsqu'on leur présentait un objet, autant il leur était naturel de reconnaître, grâce à leur **hémisphère droit,** la nature de l'objet en question, autant ils s'avéraient incapables d'y associer un nom, dans la mesure où le centre du langage se localise dans **l'hémisphère gauche**. Sperry prouva ainsi que les deux hémisphères du cerveau fonctionnaient de manière autonome.

Les deux hémisphères du cerveau

Cependant, en absence de lésion du corps calleux, ces deux hémisphères ne fonctionnent pas de façon individuelle et séparée. En réalité, ils sont **complémentaires** et **interagissent** en permanence.

Comme chacun sait, notre système nerveux est composé de milliards de cellules nommées **neurones** (environ 100 milliards), interconnectés entre eux par des liaisons appelées **synapses,** qui transmettent les informations à notre ordinateur central, le cerveau.

Ces informations sont transmises par de multiples fibres, les **axones**, à des connexions situées entre les deux lobes.

Ces connexions, le **corps calleux**, la **commissure de l'hippocampe** et la **commissure antérieure** alimentent les deux hémisphères de notre cerveau, permettant ainsi de coordonner leurs activités.

Les interconnexions du cerveau

Ce réseau de « **câblage** » étant fragile à la naissance, il faut attendre en moyenne l'âge de 10 ans pour que ces ramifications se « solidifient » et accroissent leur efficacité grâce au processus dit de **myélinisation**, qui permettra enfin au corps calleux de mieux coordonner les activités cérébrales.

Le **corps calleux** est composé d'environ 250 millions de fibres axoniques. Celui-ci à en moyenne un **volume de 10 % supérieur chez les femmes**, et est myélinisé environ trois ans avant celui des hommes, ce qui explique un développement et une maturité plus précoces chez les petites filles.

De plus, les impulsions permettant la transmission d'une information provenant d'un neurone situé dans un des hémisphères à un autre situé dans l'autre lobe sont **10 fois plus rapides chez la gent féminine.**

Ceci explique la capacité des femmes à passer plus rapidement que les hommes d'un hémisphère à l'autre, et de bénéficier d'un **fonctionnement itératif** performant, c'est-à-dire par exemple de plus rapidement traduire les mots (cerveau gauche) en images (cerveau droit) et inversement.

La **commissure de l'hippocampe** et la **commissure antérieure** ont des fonctions auxiliaires au corps calleux.

Les **gauchers** ont eux aussi un corps calleux plus épais. Confrontés à l'obligation de s'adapter à un environnement plutôt agencé pour les droitiers, ceux-ci sont fréquemment conduits à solliciter leur hémisphère droit (siège de l'adaptabilité).

Il convient de préciser que les gauchers ne sont pas spécialement cerveau gauche et que les droitiers ne sont pas non plus particulièrement cerveau droit.

À partir des expériences des **neurobiologistes,** des découvertes des **neurophysiologistes** mais également des études faites par certains **neuropsychologues**, certains chercheurs se sont intéressés aux **préférences cérébrales** en développant des approches et des concepts s'appuyant sur ces travaux.

## Les préférences cérébrales

**Le HBDI** (**H**errmann **B**rain **D**ominance **I**nstrument) a été conçu en 1976 par l'Américain **Ned Herrmann.**

Diplômé dans deux spécialités fort différentes, (physique et musicologie), Ned Herrmann s'illustre par une brillante carrière de 35 ans chez General Electric, dans les secteurs de la vente, du marketing, puis des ressources humaines.

En 1963, suite à une mystérieuse maladie (connue sous le nom de bloc intra-ventriculaire) qui le faisait inopinément perdre connaissance, il apprend la peinture à l'huile ainsi que la sculpture, et pendant 16 ans s'adonne à cet art comme professionnel.

Parallèlement il s'intéresse dès 1975 à la **neuropsychologie.**

À partir du constat primaire que nous sommes physiologiquement asymétriques (mains, pieds, jambe dominante, œil directeur), que notre hémisphère gauche est plus dense mais notre cerveau droit plus lourd, il travailla sur une approche originale, reposant sur la **théorie des Préférences Cérébrales.**

Partant du postulat que nous avons développé des préférences afin de faciliter des automatismes nous rendant la vie plus aisée, il s'ensuit que certaines parties du corps ont développé une habileté particulière.

L'application au cerveau en découle naturellement, partant du constat que notre mode de pensée préféré est celui que nous avons tendance à utiliser quand nous sommes amenés à affronter une situation qui se présente à nous ou quand nous devons résoudre un problème.

C'est ainsi que avons ainsi des **approches cognitives différentes** et des modes d'apprentissage distincts :

Un individu ayant des préférences « **Cerveau Gauche** » favorise naturellement une approche fondée sur le raisonnement et les concepts pour élaborer sa pensée de façon ordonnée, alors qu'une personne « **Cerveau Droit** » préfère une approche plus globale, holistique et désordonnée.

Des recherches plus avancées ont permis à Herrmann de mettre en évidence qu'en réalité, les deux hémisphères se décomposent également en deux sous-parties.

En effet, dans chacun des lobes corticaux, se logent les deux moitiés du **système limbique**, qui régissent les équilibres chimiques de l'organisme, le sommeil, la faim, le système hormonal.

En outre les 2 centres limbiques sont le berceau des émotions, de l'agressivité et de l'activité sexuelle.

À partir de cette découverte, Herrmann développa ce qu'il a appelé une métaphore (ou modèle symbolique).

La représentation métaphorique de Ned Herrmann

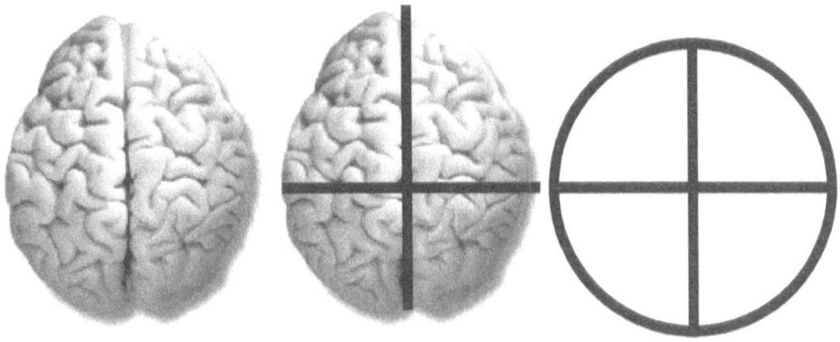

*Copyrights Herrmann International 1988/2004*

C'est ainsi que Ned Herrmann « découpe » notre cerveau en quatre quadrants :

- **Cortical gauche** (quadrant A)
- **Limbique gauche** (quadrant B)
- **Limbique droit** (quadrant C)
- **Cortical droit** (quadrant D)

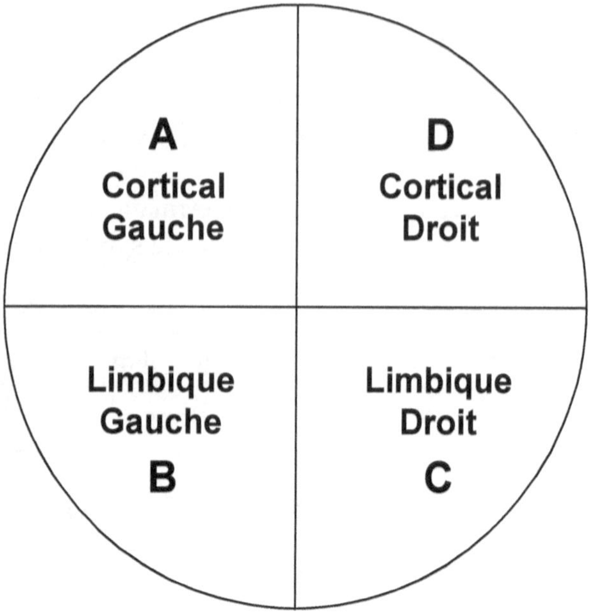


*Copyrights Herrmann International 1988/2004*

Analysons les composantes de chacun des 4 quadrants, sachant qu'un individu ne présente pas nécessairement toutes les caractéristiques de chacun des quadrants, et que nous nous retrouvons également dans les autres.

Le cortical gauche **CG**
(Quadrant A)

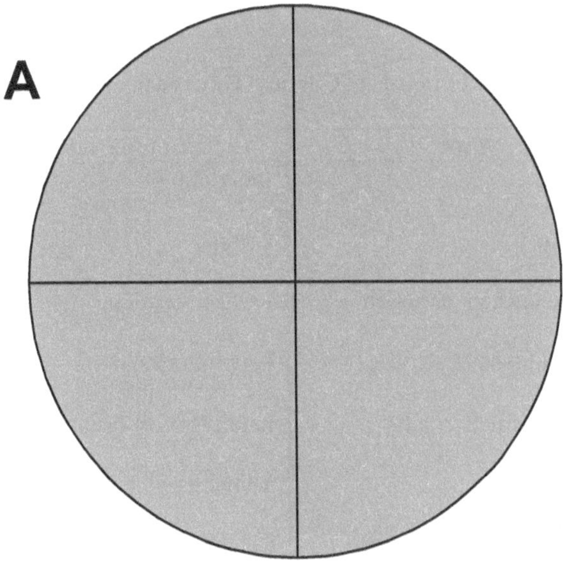


Une personne présentant des caractéristiques appartenant au quadrant A, privilégie des processus tels que l'**analyse**, la recherche des **faits**, les **hypothèses**, le **raisonnement cartésien** et la **modélisation.**

Recherchant avant tout la **précision**, y compris dans les mots, l'**approche réaliste** des problèmes et des événements, l'**efficacité**, l'**argumentation logique**, elle évite l'approche émotionnelle des situations auxquelles elle est confrontée.

Aimant **résoudre les problèmes** complexes, adepte d'une pensée qui se veut **linéaire**, elle intéresse souvent à la **technique** et aux **chiffres**.

Préférant souvent **travailler seule**, souvent détentrice d'un fort **esprit critique,** elle peut être **ironique** et **cassante**.

Comme le souligne Ned Herrmann, « Monsieur Spock, joué par Leonard Nimoy dans le feuilleton *Star Trek*, est un merveilleux cas de personnalité du quadrant A à son plus haut niveau de fonctionnement ».

Caractéristiques du **Cortical Gauche** (Quadrant A)

| **Aime** | **Comportements** |
|---|---|
| L'analyse | Individualiste |
| La logique | Critique |
| Le raisonnement cartésien | Parfois caustique |
| Le détail (dans la pensée) | Péremptoire |
| La rigueur intellectuelle | Parait froid et distant |
| Les théories | Méticuleux |
| Les faits | Calculateur |
| L'efficacité | Utilise un langage clair |
| Les hypothèses de travail | Rejette l'ambiguité |
| Les chiffres | Peu d'intérêt pour les émotions |
| Les mathématiques | Faible intérêt pour les personnes |
| La précision des mots | Tourné vers le présent |
| Résoudre des problèmes | |
| La technique | |
| Simplifier le complexe | |
| Les résultats | |
| La compétition | |

Le limbique gauche **LG**
(Quadrant B)

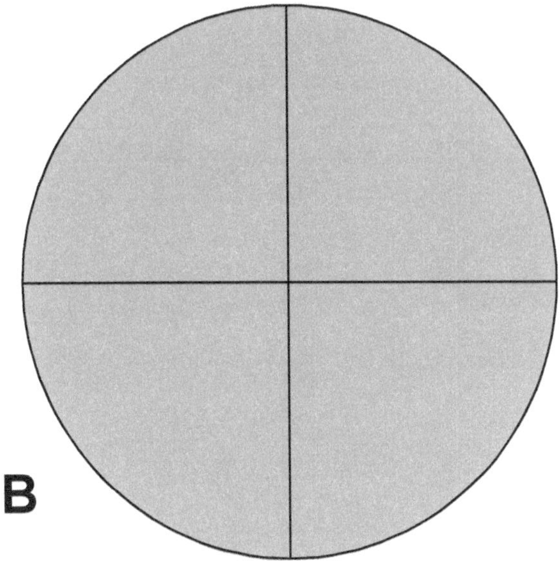


Lorsque nos préférences se situent dans le quadrant B, ceci indique que, comme nous l'avons évoqué en analysant le quadrant A, les problèmes ne sont guère traités de façon émotionnelle et intuitive.

Plus intéressé par l'**action** que par la réflexion, et peu motivé par les détails intellectuels, « B » a besoin de **planifier, organiser,** de **contrôler**.

**Méthodique**, **minutieux** dans la réalisation des tâches, il est un adepte de la **qualité**, sous toutes ses formes.

De nature **méfiante** et **s'auto contrôlant** en permanence, il est respectueux du **temps** et des **engagements.**

Plutôt **conformiste** et **conservateur**, aimant retourner à ses **racines** et aux **traditions**, il est **fidèle** et respectueux des **règles**.

Ayant besoin de **sécurité,** volontiers **casanier**, il redoute le changement, et préfère s'appuyer sur l'**expérience** passée que sur des spéculations qu'il estime hasardeuses.

Caractéristiques du **Limbique Gauche** (Quadrant B)

| **Aime** | **Comportements** |
|---|---|
| L'organisation | Fiable |
| Les méthodes | Fidèle |
| Les procédures | Discipliné |
| La planification | Rigoureux |
| Les traditions | Dominateur |
| La qualité | Obstiné |
| L'action | Distant |
| Faire une chose à la fois | N'affiche pas ses sentiments |
| Le respect du temps et des délais | Méfiant |
| Le détail dans la réalisation | |
| L'ordre | |
| La sécurité | |

Le limbique droit **LD**
(Quadrant C)

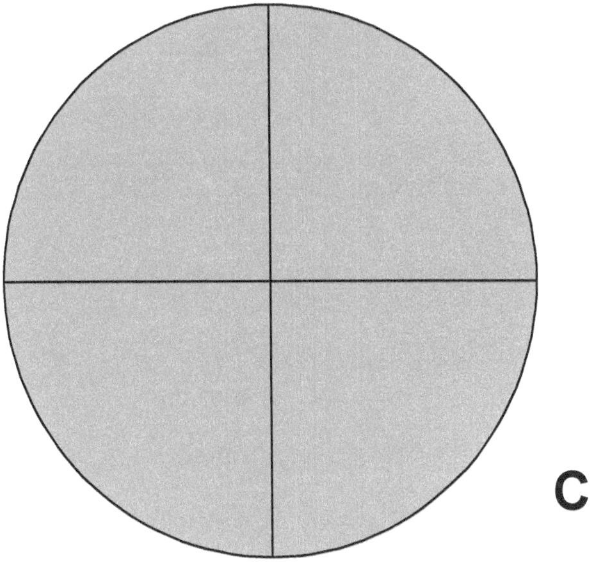


Les personnes se reconnaîtront dans le quadrant C, si elles se sentent extrêmement **sensibles** et **perméables** vis-à-vis de leur environnement.

L'**émotivité**, l'**empathie** et l'**intuition** les caractérisent.

**Spontanées** et fonctionnant au **ressenti**, elles sont souvent **susceptibles** et peuvent réagir de façon épidermique aux critiques, même si elles-mêmes **redoutent souvent les conflits**.

Résolument **tournées vers les autres**, elles ont soif de **communiquer** et de **partager**, quitte à être perçues bavardes.

Le moteur de la vie des individus quadrant C est fondamentalement constitué par le **plaisir** et la **réalisation de soi**.

Peu sensibles aux notions de logique, de discipline, de productivité ou de logique financière, les « C » peuvent être dépourvus de sens pratique.

Comme les « B », ils sont sensibles au **passé** mais plus pour des **raisons affectives** que pour répondre à un besoin de sécurité.

Caractéristiques du **Limbique Droit** (Quadrant C)

| Aime | Comportements |
| --- | --- |
| L'harmonie | Contact aisé (extravertis) |
| La communication orale et écrite | Écoute (introvertis) |
| Le plaisir | Spontanéïté |
| L'informel | Bavard |
| Les échanges | Affectif |
| La famille | « Mère Thérésa » |
| L'humanité | Susceptible |
| Qu'on les écoute | Lorsqu'il est déprimé, « rumine » et « broie du noir » |
| Rendre service | Pédagogue |
| Le partage | Rêveur |
| L'investissement affectif (de soi et des autres) | Nostalgique |
| | Exigeant dans le domaine sentimental |
| | Jaloux |
| | Désordonné |
| | Généreux |

Le cortical droit **CD**
(Quadrant D)

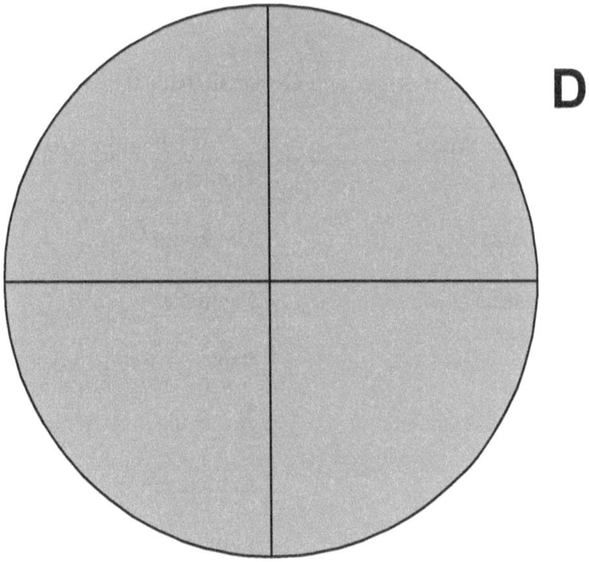


Le quadrant D concerne ceux qui aiment l'**originalité**, la **créativité**, l'**humour, le changement**, le **risque**.

Adeptes de la **spontanéité**, toute approche logique et structurée constitue pour eux un frein à l'énergie.

**Indépendants**, fonctionnant plus à partir d'**images** que de mots, les « D » perçoivent les situations de **façon globale**.

Alors que les personnes ayant des préférences « cortical gauche » procèdent par analyse, les « D » privilégient la **synthèse**.

Possédant une forte capacité à **associer des idées** et concepts différents, à connecter les choses entre elles, ils sont friands de **métaphores**.

Alors que le « limbique droit » est intuitif vis-à-vis des personnes, le « cortical droit » est **intuitif** vis-à-vis des événements.

Surtout tourné vers le futur ce quadrant regroupe les **chercheurs** ainsi que les **artistes**.

Caractéristiques du **Cortical Droit** (Quadrant D)

| **Aime** | **Comportements** |
|---|---|
| La synthèse | Humour |
| L'originalité | Créativité |
| L'innovation | Fantaisie |
| Le futur | Saute du « coq à l'âne » |
| Les idées visionnaires | À une idée par minute |
| Le spiritualisme | Extravagance |
| Le changement | Rebelle |
| Le risque | Anti conformisme |
| Les images | Iconoclaste |
| Les métaphores | Indépendant |
| Les associations d'idées | Spontané |
| La beauté absolue | Curieux |
| La fiction | Aime les défis |
| Les concepts | Impatient |

En synthèse, la démarche préférée de chaque quadrant est la suivante :

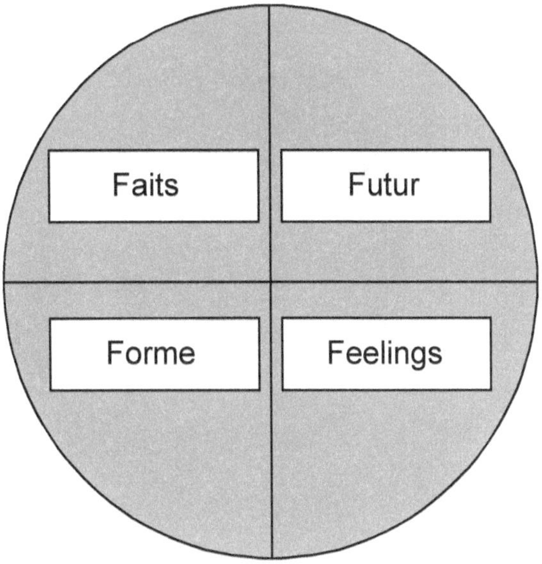


* *Feelings = Sentiments*

Comme nous l'avons précédemment souligné, **nous nous positionnons dans l'ensemble de ces quadrants** de façon plus ou moins marquée.

C'est la raison pour laquelle, afin de visualiser nos fonctionnements préférentiels, et en particulier nos **modes de réflexion, d'action et de communication privilégiés**, une échelle des préférences dans chacun des 4 quadrants est établie selon le principe suivant :

La grille des Préférences Cérébrales Herrmann

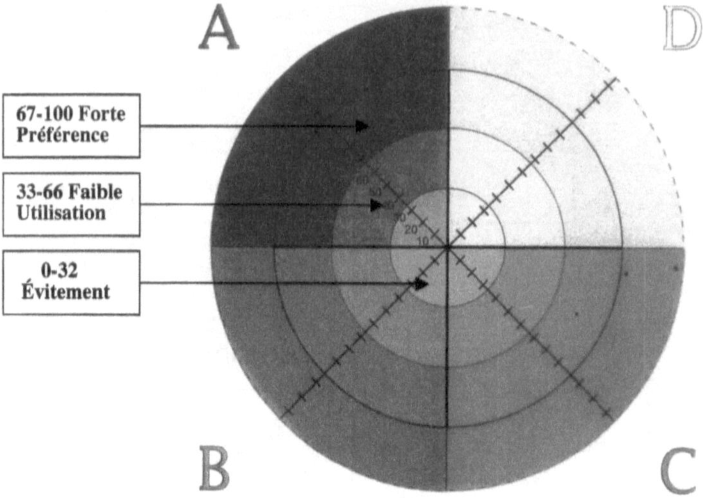


*Copyrights Herrmann International 1988/2004*

Plusieurs types de profils dits « génériques » se positionnent ainsi dans cette grille :

- **Mono-dominant**
- **Double-dominant**
- **Triple-dominant**
- **Multi-dominant**
- **Double-dominant en diagonale**

Exemple de cerveau Mono-Dominant
(5 % de la population)

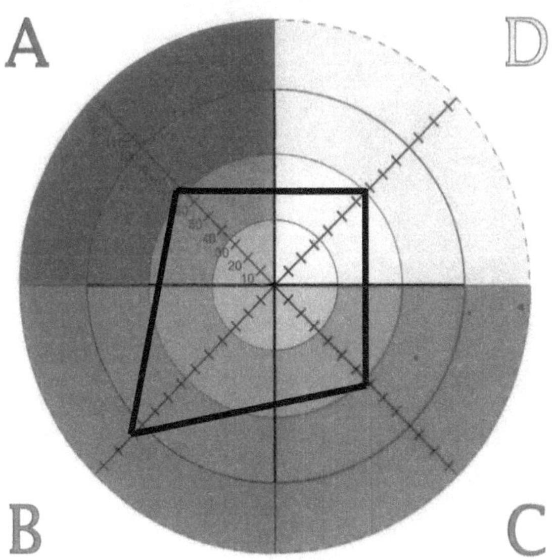


*Copyrights Herrmann International 1988/2004*

Le quadrant de plus grande préférence de ce profil est le quadrant B (**Limbique Gauche**).

Le possesseur de ce profil présente des tendances très marquées pour l'**organisation**, la **planification**, le **détail**, l'**action**.

Il se réfèrera fréquemment aux **valeurs**, à la **tradition** et à son **expérience** pour prendre des décisions et conduire sa vie.

**Prudent**, plutôt **conservateur**, il redoute le changement.

Plutôt **réservé**, il montre rarement ses sentiments.

Exemple 1 de profil double-dominant

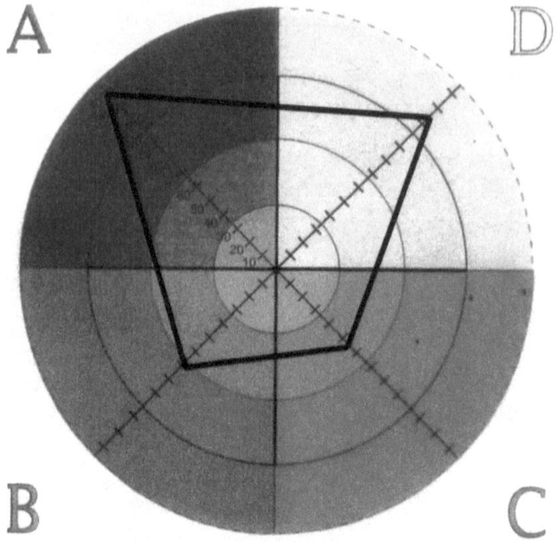


*Copyrights Herrmann International 1988/2004*

Ce profil, dit **double dominant**, présente de fortes préférences en **cortical** (gauche et droit). Il est caractéristique des personnes qui privilégient les modes de réflexion **analytique**, **logique** et **rationnelle** (**Cortical Gauche**), mais qui, en complément, apprécient un traitement de l'information **synthétique**, **global** ainsi que les approches **imaginatives** et **créatives** (**Cortical Droit**).

Ayant en auxiliaire des préférences nettement moins marquées dans le mode limbique, le traitement émotionnel et affectif des situations (Limbique Droit) ainsi que la mise en œuvre organisée de la pensée (Limbique Gauche) **ce profil illustre globalement des modes de fonctionnement plus axés sur la réflexion que sur le relationnel et l'action.**

Exemple 2 de profil double-dominant

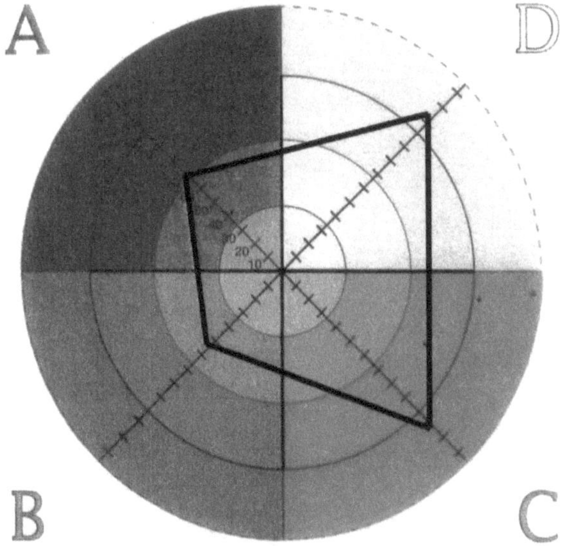


*Copyrights Herrmann International 1988/2004*

Cet autre profil « double dominant » illustre de toute évidence des préférences primaires fortement « **cerveau droit** » (Cortical et Limbique).

En sus de dispositions marquées pour la **créativité**, la **synthèse**, et d'une approche **holistique** des situations (**Cortical Droit**), le **relationnel** ainsi que l'**affectif (Limbique Droit)** guident fortement le détenteur de ce profil.

En revanche, avec en auxiliaire, un Cortical et un Limbique gauches faiblement pris en compte, **ce profil est caractéristique des personnes ayant des modes de fonctionnement basés sur l'émotion et la spontanéité, avec un goût prononcé pour le changement, la pédagogie, le spirituel et les activités artistiques.**

Exemple de profil triple-dominant
(34 % de la population)

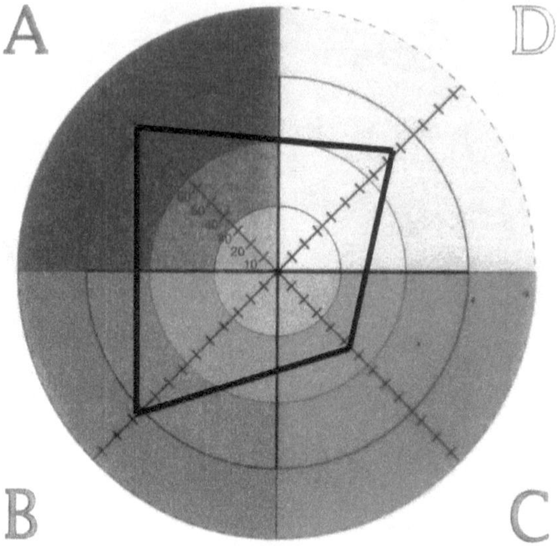




Il s'agit ici d'un profil « **Triple dominant** », avec une préférence « Cerveau gauche » et Cortical Droit. Le Limbique droit est auxiliaire, ou de moindre préférence.

Ce profil caractérise une personne **prudente**, **conservatrice**, ayant un goût pour l'**organisation** et les **méthodes** (**Limbique Gauche**).

**Analytique** et **cartésienne** (**Cortical Gauche**) cette personne privilégie également des approches **innovatrices** et **originales (Cortical Droit)**.

La communication ainsi que le relationnel constituent des préférences secondaires.

Exemple de profil multi-dominant
(3 % de la population)

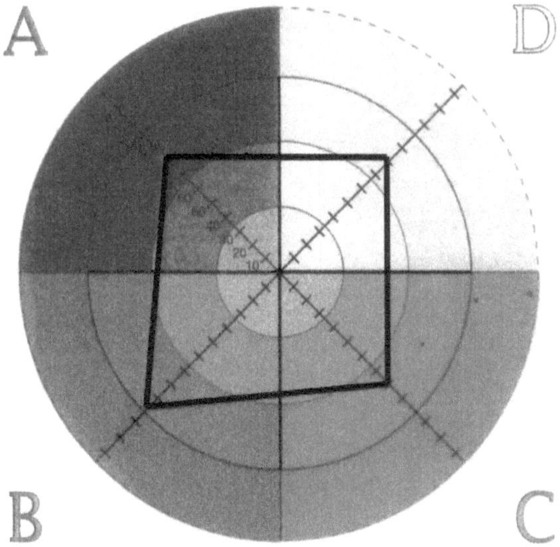


*Copyrights Herrmann International 1988/2004*

Nous constatons que les 4 quadrants présentent des **préférences équilibrées.**

Avec une disposition naturelle à **cheminer indifféremment dans les quatre dimensions**, cette personne à une capacité à s'entendre avec la plupart de ses interlocuteurs et à exercer différentes fonctions ou métiers au cours de sa vie professionnelle.

En revanche, dans la mesure où ce profil est composé de **contradictions** (opposition Quadrant A et Quadrant C) ou Quadrants B et D, le titulaire de ce profil est amené à gérer des **conflits internes**.

Ce type de personne, attiré par de **multiples activités**, met fréquemment plus de temps à se déterminer dans la vie.

Exemple de profil double dominant en diagonale

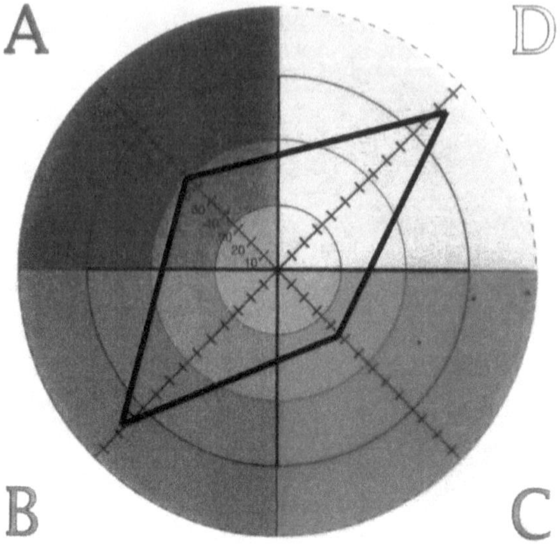


*Copyrights Herrmann International 1988/2004*

Avec des préférences dans les quadrants B (Limbique gauche) et D (Cortical droit), ce profil témoigne d'un processus de pensée et d'action en **opposition.**

**Prudents** et **aimant le changement, conservateurs** et **créatifs, organisés** et **libertaires, autocontrôlés** et **fantasques, maniaques** et **conceptuels**, **raisonnables** et **rebelles,** autant de contradictions que les titulaires de ce type de profil sont amenés à gérer.

Le profil des préférences cérébrales sous stress

Une personne, confrontée à des situations difficiles, douloureuses, confrontée au stress, **peut voir son profil modifié.**

Exemple :

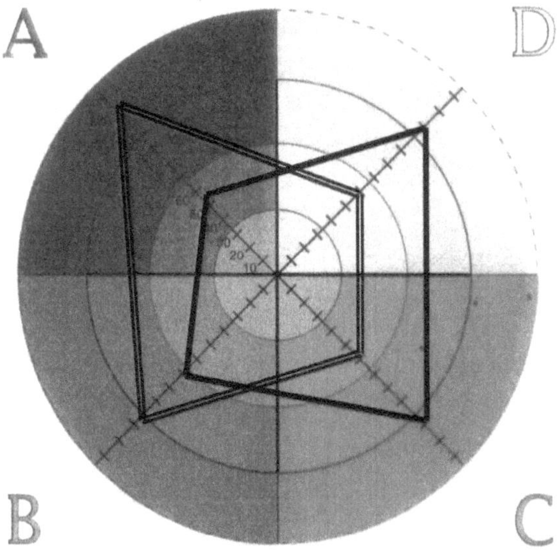


*Copyrights Herrmann International 1988/2004*

En confort

Sous stress

**Inné ou acquis**

Le concept des préférences cérébrales pose inévitablement le débat sur **l'inné et l'acquis.**

À ce jour, plusieurs écoles de pensée débattent sur le sujet :

Les **innéistes**, comme Jacques Mehler, affirment que l'être humain possède un riche patrimoine inné et que **l'innéité est notre structure de départ**. Plus cette structure initiale est évoluée, plus on peut acquérir de nouvelles dispositions et capacités.

Selon cette école, nos préférences cérébrales sont donc essentiellement issues de notre programmation génétique, et que toute tentative de les modifier est vouée à l'échec.

Les **déterministes** estiment que **notre environnement familial et culturel, ainsi que nos expériences, influent** essentiellement **sur ces préférences**, et que le cerveau est vierge à la naissance.

Nous estimons, pour notre part que l'influence de la programmation génétique est incontestable, mais que celle-ci ne conditionne pas exclusivement nos préférences cérébrales.

**C'est la raison pour laquelle nous défendrons pour notre part la thèse suivante :**

À partir de notre patrimoine génétique, notre comportement s'appuie de façon préférentielle sur nos atouts innés, favorisant ainsi une spirale de confort et de réussite, et créant ainsi un **ancrage naturel**.

À partir de cet ancrage, **notre environnement** familial et culturel, ainsi que notre éducation et notre univers affectif, stimulant (ou étouffant) ces dispositions naturelles, influent de manière plus ou moins sensible sur nos valeurs et nos actes.

## Introversion et extraversion

Il est à noter que les notions d'**introversion** et d'**extraversion** ont une influence notable vis-à-vis de ces profils, et que les manifestations comportementales de nos divers styles de pensée en sont affectées.

Nous prendrons comme postulat les définitions suivantes de l'introversion et de l'extraversion :

**Introversion** : Une personne plutôt introvertie est généralement plutôt **orientée vers l'intérieur**, et se ressource dans son **univers personnel interne.**

**Extraversion** : Une personne plutôt extravertie est généralement plutôt orientée vers l'**extérieur**, et se ressource au **contact des autres.**

Ainsi, un introverti ayant un caractère docile ainsi que des préférences marquées « Limbique gauche » (c'est-à-dire plutôt traditionaliste et conformiste), s'accommodera aisément d'un environnement contraignant.

En revanche, un extraverti ayant des préférences « Cortical droit » (c'est-à-dire plutôt rebelle et aimant le changement) s'opposera probablement de façon frontale à ce même environnement.

Il est important de prendre en considération que rares sont les individus totalement extravertis ou introvertis, et que nous sommes généralement le produit d'un **subtil dosage des deux tendances.**

# Chapitre 2
# Les Sixties : d'Eisenhower à Oh ! Calcutta

## Une société « cerveau droit » contre un modèle « cerveau gauche » ?

Dans les pays occidentaux, les années qui ont suivi la fin de la deuxième guerre mondiale, au-delà de l'espoir d'une vie pacifiée, voient l'émergence d'une société souvent « coincée », tout juste bousculée par certains mouvements intellectuels français comme l'existentialisme avec Jean Paul Sartre, Simone de Beauvoir, Juliette Gréco, un nouveau théâtre avec Genet ou Beckett en Europe, ou la Beat Generation de Jack Kerouac et d'Allen Ginsberg aux Etats-Unis.

Que ce soit dans le cinéma, la mode, la musique, le sexe, ou sur des sujets comme la condition de la femme, une génération docile commence à se complaire dans les prémices de la société de consommation.

Somme toute, une société **cerveau gauche** s'installe (ou se réinstalle) aux commandes, reposant sur le matérialisme, le respect de la tradition, de la famille, de la religion, du travail et plus globalement sur les valeurs conservatrices traditionnelles. (**Limbique Gauche**).

Si l'on se remémore les années 60, il est frappant de constater que même si l'histoire a toujours été composée d'événements tumultueux, cette décade a été l'objet de multiples changements politiques et sociaux.

Sur le plan géopolitique, ces années voient l'accession à l'indépendance de plusieurs pays comme le Tchad, Madagascar, le Congo, la République Centrafricaine, le Nigéria, le Kenya ou l'Algérie.

L'Afrique du Sud et la Rhodésie quittent également le giron du Commonwealth.

Ces années sont également marquées par les moments les plus durs de la guerre froide entre les Etats-Unis et l'URSS, avec la construction du mur de Berlin, l'affaire des missiles de Cuba et son invasion avortée, et une troisième guerre mondiale évitée de justesse.

Les « Sixties », c'est la guerre du Vietnam, les manifestations pour les droits civils des noirs américains, l'assassinat de John F. Kennedy, de Martin Luther King et de Malcom X ainsi que la mort de Che Guevara.

C'est aussi la révolution culturelle de Mao, avec ses multiples rebondissements en Europe occidentale, matérialisés par les événements révolutionnaires de 1968, notamment en France et en Allemagne.

C'est encore l'invasion de la Tchécoslovaquie, l'entrée des chars soviétiques à Prague en 1969 et la révolte de Gdansk.

L'innovation technologique (avec l'alunissage de Neil Armstrong et de Buzz Aldrin en 1969), l'émergence de l'informatique, la démocratisation de l'automobile, l'invasion des équipements ménagers et l'arrivée de critères de réussite sociale basés sur la réussite financière, deviennent les piliers d'une société modèle **cerveau gauche (Cortical Gauche)**

Cependant, face à ce modèle proposé (ou imposé) et au conformisme ambiant de la société et de la classe politique

(que ce soit aux Etats-Unis, au Royaume-Uni ou en France), une vision **cerveau droit** de la société commence à s'instiller.

Basée sur la volonté de changement politique culturel et social, (soit une approche **Cortical Droit**) une nouvelle dynamique remet en cause l'*establishment* et ses valeurs.

En effet, les jeunes ne se retrouvent ni dans les valeurs, ni les conventions sociales et encore moins dans le respect de l'autorité.

Ils assistent au déclin de l'église et au manque de crédibilité des hommes politiques.

Des magazines comme *Private Eye* ou l'émission télévisée *This was the week* vilipendent les politiciens, dont l'image est fortement ternie par le scandale Profumo issu de la découverte de la liaison du ministre John Profumo et du mannequin Christine Keeler.

En Grande-Bretagne, l'après guerre a permis un changement radical du système éducatif en ouvrant les portes des *Grammar Schools* aux élèves méritants des classes défavorisées.

De même, les écoles d'art sont devenues accessibles à tous, sans concours préalable, ce qui permet à de nombreux artistes de l'époque (dont John Lennon) de laisser libre cours à leur créativité dans un cadre officiel.

Les jeunes, qui se sentent déracinés et n'ont aucune cause à défendre, recherchent une identité ainsi que les clés de leur futur, même si le « ici et maintenant » caractérise fondamentalement ces années.

Ces aspirations sont portées par des mouvements politiques minoritaires, par exemple la Nouvelle Gauche

Américaine, les féministes, les homosexuels, mais également les étudiants et les classes sociales défavorisées.

Considérant que ces différents mouvements protestataires qui s'affrontent au pouvoir par des manifestations quelquefois pacifistes mais également par des révoltes mettent en péril la société et les institutions (valeurs **cerveau gauche**), les dirigeants politiques rigidifient leur position, et la police ainsi que la garde civile éradiquent souvent brutalement ces soubresauts. (Émeutes de Chicago, New York et Cleveland en 1966, révolution de mai 1968 en France).

Dans le domaine artistique et culturel, la fin des années 50 et les années 60 voit l'arrivée de la « Nouvelle Vague » de Jean Luc Godard et François Truffaut, la découverte de Brigitte Bardot qui symbolise les prémices de la libération sexuelle de la femme, l'arrivée fracassante du Rock and Roll et d'Elvis Presley aux Etats-Unis, d'Henry Miller et d'Andy Warhol, la révolution de Mary Quant et de ses minijupes, de Twiggy et du « Swinging London », de King's Road et Carnaby Street, des Beatles, de la pilule, de la marijuana et du LSD, des hippies (Beautiful People) et de l'amour libre.

À ce titre, il est symptomatique de se remémorer la définition des « Beautiful People » telle que présentée en 1968 par Penny Valentine dans le journal « Disc and music Echo », qui décrit parfaitement l'esprit **cerveau droit** (**Cortical et Limbique**) de l'époque :

*« Vous êtes Beautiful si :*

- *Vous aimez danser pieds nus sur l'herbe fraîche (même sans flûte de pan et même dans votre jardin).*
- *Vous lisez The Hobbit et le seigneur des anneaux de Tolkien et aimez Bilbo Baggins.*
- *Avez admiré l'aube se lever et réalisé ce qui se passait.*
- *Vous aimez votre chien, le facteur, l'aveugle qui vend des cigarettes au coin de la rue, vos voisins, même si ceux-ci cognent sur la cloison lorsque vous écoutez à fond « Sergeant Pepper ».*
- *Vous détestez la guerre, le gouvernement et les ennemis du peuple.*
- *Vous pensez que la campagne devrait rester sauvage.*
- *Vous aimez vous éclabousser sous la pluie, rire, si vous aimez les enfants, les couleurs, la poésie, les gens.*
- *Vous refusez de maltraiter les fourmis, les araignées et les scarabées.*
- *Vous offrez une fleur au policier qui vient de vous dire que votre fête est trop bruyante... vous tire par les pieds pour vous emmener dans un fourgon pendant un sit-in de protestation.*
- *Vous nourrissez une envie ardente de visiter le Mexique ou l'Inde.*

Dans le domaine social, et sous la pression des mouvements précités, les sixties conduisent de nombreux pays occidentaux comme la Grande-Bretagne, à mettre en place l'abaissement de l'âge de la majorité de 21 à 18 ans, l'assouplissement de la législation sur le divorce, une loi sur l'égalité des salaires des femmes ainsi que la légalisation de l'homosexualité (1967).

L'arrivée de la pilule contraceptive (1961), une nouvelle législation sur l'avortement avec l'ouverture en 1968 de la première clinique permettant légalement cet acte médical, ou l'abolition de la peine de mort (1969) bouleverseront également la société de l'époque

La mise en place de ces nouvelles législations résulte naturellement d'une dynamique, dans un premier temps **Cortical Droit** (prise en compte et acceptation des changements à mettre en place) puis dans un deuxième temps **Limbique Gauche** (législation).

## Du *Goon show* à *Her majesty*

Dans ce contexte, John Lennon et Paul McCartney ont incarné cette époque de confrontation entre ces deux modèles de société **cerveau gauche et cerveau droit,** mais également une réconciliation entre ces deux modèles de société.

En pleine Beatlemania, le groupe est (naturellement) adulé par les fans, mais aussi par les parents. Les politiciens, les diplomates se disputent la faveur d'être photographié avec eux, et la police ferme souvent les yeux sur leurs frasques, reflétant une forme de réconciliation **Cerveau droit/Cerveau gauche.**

Il est vrai que le mentor des Beatles, Brian Epstein, avait bien cerné ce besoin de réconciliation en leur faisant troquer leurs jeans et blousons de cuir pour des costumes et des cravates, allant même jusqu'à les faire venir à un concert des *Shadows*, pour leur montrer comment saluer un public.

Instillant une forme de respectabilité, ce type de compromis vis-à-vis de l'institution a permis d'établir un pont entre le Rock and Roll et les adultes.

**Le 4 novembre 1963**, lorsque les Beatles jouent devant la reine mère et la princesse Margaret à l'occasion de la *Royal Command Variety Performance* qui se déroule au *Prince of Wales Theatre* de *Piccadilly Circus*, le commentaire provocant de John « *Est-ce que les personnes qui ont les fauteuils bon marché peuvent taper dans les mains et les autres faire cliqueter leurs bijoux* » tiendra plus de l'espièglerie que de la critique du système social.

Pourtant, si l'on considère que l'humour est depuis toujours une forme acceptable de critique et d'attaque des institutions (par exemple *les Guignols* en France), son utilisation contribue à la remise en question des institutions qui est intervenue dans les sixties.

L'humour des Beatles, et en particulier celui de John Lennon, a en grande partie pour origine une célèbre émission de la BBC, ***The Goon Show.***

Créé dans les années 1950, ce show radiophonique animé par des auteurs comme Peter Sellers, critique de façon impertinente les institutions, parodiant Winston Churchill, attaquant même l'intouchable famille Royale en imaginant un jour un épisode où la Reine organise une attaque des pigeons de Trafalgar Square.

Curieusement, la BBC qui incarne le traditionalisme de l'époque reflète le paradoxe de la culture britannique en autorisant ce type d'émission, qu'elle essaye pourtant maintes fois de supprimer pour ses excès.

Alternant acrobaties verbales, humour incisif, spontané et absurde, imaginant de nouveaux effets sonores inconnus jusqu'alors, le show attire tout spécialement les jeunes auditeurs.

Des chansons des Beatles comme *Yellow Submarine* ou *You know my name* seront inspirées de l'atmosphère de l'émission.

John Lennon déclarera que l'histoire de *Lucy in the Sky with Diamonds* a été en partie inspirée par Lewis Caroll et les *Goons.*

**Le 6 juillet 1964**, l'institution, symbolisée par la princesse Margaret et Lord Snowdon assiste à la première du film *A hard day's night.*

**Le 12 juin 1965**, l'establishment suprême, en nommant les Beatles au titre honorifique de MBE (*Member of British Empire*), concrétise la reconnaissance de la nation, entraînant il est vrai, une vague de protestation de certains vétérans britanniques, qui renvoient leur médaille.

L'ambiguïté de l'époque s'illustre par de nombreux paradoxes comportementaux chez Lennon et McCartney.

La Rolls Rolls (symbole **Limbique Gauche**) symbole de richesse et de succès devient un objet provocateur et dérisoire lorsque Lennon la décore avec des couleurs psychédéliques (**Cortical Droit),** attestant à la fois d'un dédain de l'institution et d'une nostalgie du mythe de la Rolls.

De même, la difficulté pour McCartney de se positionner clairement vis-à-vis de la guerre du Vietnam, d'afficher ses opinions politiques (Il est vrai que Brian Epstein l'en avait dissuadé) ou sa frilosité à finalement admettre dans les média son utilisation régulière de LSD, attestent également de ce paradoxe.

Pourtant, lorsqu'en 1969, en guise de protestation contre la politique étrangère de la Grande-Bretagne, Lennon renvoie sa médaille, il commet manifestement un acte **Cortical Droit.**

Les Beatles et leur musique ont été le reflet de leur environnement.

Perméables à ce qui se passait autour d'eux, John Lennon et Paul McCartney ont pris en compte les aspirations des jeunes, en s'imprégnant des mutations de la société, en récupérant les philosophies ambiantes ainsi que la naïveté collective de l'époque qui reposait sur le postulat que l'amour et la tolérance pouvaient changer le monde.

Ils ont catalysé et symbolisé la quintessence de l'esprit des sixties.

Ces années, au-delà d'aspirations à un monde meilleur, ont été le reflet d'une nostalgie des temps anciens. C'est l'époque du pastiche, des uniformes militaires, de chansons telles que celle des Herman's Hermits *I'm Henry the Eight, I am*, créé en 1911 ou de *Winchester Cathedral.*

Cette époque de nostalgie est également alimentée par la quête de l'âge d'or de l'enfance et de l'innocence qui s'y rattache. (par exemple avec la chanson de Manfred Mann *Haha said the Clown.*)

*Penny Lane* et *Strawberry Fields* qui devaient à l'origine être les principales compositions d'un album sur l'enfance attestent de cet engouement.

Paul McCartney déclara qu'ils n'étaient pas les leaders de leur génération, mais plutôt ses porte-parole. « *On était habillés en patchwork à faire brûler des bâtons d'encens, et nous voici dorénavant habillés de façon classique* ».

Cette désillusion sera résumée par Lennon en 1970 dans une interview de « Rolling Stone » :
« Everyone dressed up, but nothing changed » *(Tout le monde se déguisait, mais rien n'a changé...).*

Lorsqu'il commentera sa chanson *God*, où il dit que le rêve est terminé, il déclare : « *Les gens qui sont aux commandes et ont le pouvoir, le système de classe et la bourgeoisie de m..., tout cela est pareil. Le rêve est fini. Rien n'a changé, j'ai trente ans et les gens ont les cheveux longs, c'est tout.* »

# Chapitre 3
# Les Préférences cérébrales de John Lennon

## Genèse

John Winston Lennon naît le **9 octobre 1940** à l'Oxford Street Maternity Hospital de Liverpool pendant un raid de la Luftwaffe.

Sa mère, Julia Stanley, avait épousé en 1938 un marin, Alfred Lennon, absent le jour de la naissance de John.

Le prénom « John » est choisi par son père, en souvenir de son propre père, plus ou moins artiste, décédé quand Alfred avait sept ans. Le deuxième prénom de John est choisi par Julia en hommage à Churchill, alors Premier ministre de l'Angleterre en guerre.

John a toujours ressenti qu'il n'avait pas été désiré et que sa naissance avait été un accident. Il dit en 1971que cette douleur l'a conduit à penser qu'il était « anormal » et que cette frustration (**Limbique Droit**) l'avait amené à vouloir devenir célèbre (**Cortical Droit**).

Plus tard, ce déchirement a été exprimé par John dans sa chanson « Mother « *Mother, you had me, but I never had you* » *(Maman, tu m'as eu, mais je ne t'ai jamais eue.)*
Ses recherches avec Yoko Ono sur le Cri Primal dont nous parlerons ultérieurement attesteront également de ce manque.

Privé de la présence de son père (probablement **cerveau droit**), perpétuellement sur les océans, John est élevé par Julia.

Entouré exclusivement de femmes (Mary avait 4 sœurs) John confiera en 1980 qu'il garda l'empreinte d'un matriarcat dominateur.

Mary, à la fois bohème, fantasque, immature et volage, (très certainement **cerveau droit**) s'avère vite dépassée par les événements, et **à 1 an,** John commence à être fréquemment confié à sa tante Mary Elisabeth Smith (Mimi) et à son oncle George.

Ceux-ci, n'ayant pas d'enfant, le considèrent comme un enfant adopté.

Julia et Alfred se séparent en 1944 et John réside de façon permanente chez sa tante Mary, dans leur maison de Woolton située dans la proche banlieue de Liverpool.

**À 5 ans**, John entre à l'école primaire de Dovedale (*Dovedale Primary school*). Indiscipliné, distrait, il s'intéresse essentiellement au dessin, à la lecture et à l'écriture. (**Cerveau droit**).

Se sentant différent des autres enfants, John se demande s'il est normal ; comme il le déclarera bien plus tard, il avait le sentiment de voir des choses que les autres ne voyaient pas (**Cortical Droit**).

Volontiers rêveur (**Cortical Droit**) et casanier (**Limbique Gauche**), il se réfugie dans sa chambre pour s'évader et lire tous les livres traînant dans la maison (**Limbique Droit introverti**). À dix ans, il a déjà lu la plupart des grands classiques de la littérature.

L'un de ses livres favoris est « Alice au pays des merveilles » de Lewis Carroll (**Cortical Droit**), auquel il se référera souvent.

Très tôt, il s'intéresse à l'actualité développée dans les journaux (curiosité **Cortical Droit**).

Plus tard, un grand nombre de ses compositions s'inspireront de la lecture de la presse quotidienne.

Il affiche un goût naissant pour la musique et s'amuse à jouer quelques airs sur un harmonica qu'on lui a offert.

Un diplôme de « Eleven Plus » (équivalant du certificat d'études primaires de l'époque) sanctionne cette période. Ce sera le seul diplôme qu'il obtiendra.

**À 12 ans**, il entre au Lycée de Quarry Bank. (*Quarry Bank grammar school*) Toujours paresseux et indiscipliné, il déteste toutes les matières scientifiques, ne s'intéressant qu'à la peinture et à l'écriture. (**Cerveau droit**).

Pendant cette époque, il écrit un journal, le *Daily Howl*, où il commence à développer un mode d'expression teinté d'humour absurde (hérité de sa mère Julia), de créativité et d'ironie caustique. (**Cortical Droit**).

Car au-delà de son côté **introverti**, John est loin de n'être qu'un garçon réservé. D'humeur changeante, nerveux, agressif, bagarreur et dominateur, il s'affirme comme chef de bande (**Cortical Droit extraverti**).

Ce paradoxe sera décrit par une ancienne amie de l'époque, Thelma Pickles, qui décrira ce paradoxe en expliquant que John était un curieux **mélange d'introversion et d'extraversion**, mais que son extraversion apparente était un masque, et qu'il ne se livrait en réalité qu'à peu de personnes.

Il commentera cette période en expliquant que son but était d'être admiré par les jeunes de son quartier.

Comme il l'admettra en 1967, il cultivait un humour cruel (**Cortical Droit**) qui était pour lui une manière de dissimuler ses émotions (**Limbique Droit**).

Le cynisme de John était probablement plus tourné vers les institutions et l'establishment (**Cortical Droit**), que vers les gens et la vie en général (**Limbique Droit**).

Continuant à se sentir seul et incompris, John commence à se considérer comme un *génie méconnu* (**Cortical Droit**), concept qu'il enfouira, plus consolidera plus tard.

Écartelé entre ce concept de « génie méconnu » et le sentiment d'être différent et « mal-aimé » John vivra en permanence avec ce mélange de complexe de supériorité et de complexe d'infériorité.

**À 15 ans**, son oncle George décède, et sa mère Julia, qui a refait sa vie avec un certain John Dykins et dont elle aura deux enfants, réapparaît dans sa vie, plus comme une amie ou une sœur que comme une véritable mère.

Passionnée de danse et de musique (**Cerveau droit**), Julia, apprend à John ses premiers accords sur un banjo. Le souci de perfectionnisme de sa mère (Limbique gauche) frappe John.

À cette époque, il n'a aucune idée sur ce qu'il veut devenir, à part, comme il le révéla en 1975, un peintre célèbre vivant aux crochets d'une personne riche ou devenir un millionnaire excentrique.

**À 16 ans,** il échoue au General Certificate of Education (équivalant au BEPC français).

Ceci ne fait que renforcer son aversion du système éducatif, son mépris des professeurs, des règlements et de tout académisme (**Cortical Droit**).

Heureusement, il réussit à s'offrir une guitare, et commence à jouer des chansons de Buddy Holly.

Il fonde en **mars 1957** son groupe, les « Quarry Men ».

Le **6 juillet 1957**, John fait la connaissance de Paul McCartney, lors d'une représentation des Quarry Men à la kermesse de *Saint Peter's Church* de Woolton.

On connaît la suite…

En **octobre**, envisageant vaguement une carrière d'artiste peintre, il s'inscrit au Liverpool College of Art.

Il jouit alors d'une vie insouciante à « traîner » et à « squatter » avec sa bande. Il commet de petits larcins, se conduit comme un petit délinquant et se fait remarquer par son attitude anti-conformiste et rebelle (**Cortical Droit**).

Le **15 juillet 1958**, son univers s'effondre :

Sa mère Julia, avec laquelle il venait de renouer des liens, décède brutalement, renversée par un chauffard, alors qu'elle attendait son bus.

Ce traumatisme qui a fait dire à John qu'il avait perdu sa mère deux fois (la première fois quand elle l'avait confié à sa tante), restera à tout jamais ancré dans sa mémoire.

Cette douleur fut peut-être exorcisée quand il en parla ouvertement plus de vingt ans plus tard, dans la chanson *My mum is dead.*

La même année, John a rencontré aux beaux-arts sa future femme, Cynthia Powell.

D'origine bourgeoise, elle est très différente de lui, mais il est attiré par son style classique et les bonnes manières qu'elle affiche (**Limbique Gauche**), dont il se moque cependant volontiers.

Il fréquente Cynthia en cachette de leurs familles respectives, quand **en août 1962**, Cynthia l'informe qu'elle est enceinte.

Il l'épouse le **23 août 1962** et leur fils Julian naîtra en **1963.**

Pour ne pas handicaper son image de Rock star, il cachera longtemps cette union ainsi que sa paternité (et sa myopie...).

Dans le chapitre suivant, nous reviendrons en détail, à travers ses compositions, sur la période « Beatles » de John.

En **1964**, il s'installe près de Londres à Kenwood (Weybridge), un manoir de style Tudor, situé en bordure d'un golf.

Il fait réhabiliter cette résidence de vingt-sept pièces par un célèbre architecte d'intérieur, Ken Partridge.

Pourtant, malgré la magnificence des lieux, John ne met pratiquement jamais les pieds dans les salles de réception et commence à s'installer dans un petit salon près de la cuisine. (**Cortical Droit**).

Il fait de cette pièce une retraite, passant ses journées à dormir, à rêver ou à regarder la télévision, sous l'emprise quasi-permanente de drogue. La journaliste Maureen Cleave l'appellera *« l'homme le plus paresseux d'Angleterre »*.

En pleine Beatlemania, il publie « *In his own write* », un recueil d'histoires, de dessins et de poèmes. La créativité, l'originalité et l'absurde caractérisent à nouveau ces écrits (**Cortical Droit**).

En **1965**, il sort « *A spaniard in the works* », pamphlet sur la société britannique, (également **Cortical Droit)**.

C'est à partir de cette époque que John commence à composer des chansons plus personnelles et intimistes.

Le **12 juin**, quand il reçoit la médaille de M.B.E. (*Member of British Empire*) des mains de la reine Elisabeth II, sa rébellion consiste à défaire son nœud de cravate et le dernier bouton de sa chemise.

C'est également à partir de **1965** que John découvre le LSD.

Il découvre Timothy Leary et son livre « *The psychedelic experience* » et s'intéresse aux ouvrages sur les religions comme « *The Tibetan Book of the Dead* ».

Le **31 décembre 1965**, Alfred, le père de John voulant renouer des relations avec lui, publie un livre intitulé *That's my life* et John découvre qu'il travaille comme plongeur dans un hôtel.

Malgré sa rancoeur, John accepte de le rencontrer.

Le **4 juillet 1966** paraît dans *l'Evening Standard* une interview où John déclare à la journaliste Maureen Cleave, que les Beatles sont plus populaires que Jésus-Christ, et qu'on pouvait se poser la question de savoir qui, de la religion ou du Rock and Roll, disparaîtrait le premier.

Cette interview, publiée dans un magazine américain, provoqua, comme chacun le sait, un scandale aux Etats-Unis.

Ces propos, interprétés comme blasphématoires, (voire antéchrist) positionnèrent pour certains les Beatles, John Lennon en particulier, comme un groupe subversif attaquant les institutions **(Cerveau droit)** contre **Cerveau gauche**.

C'est en **1966**, en pleine guerre du Vietnam, que John tourne un film de Richard Lester, « *How I won the war* ».

Il revendique le message antimilitariste du film, continue à se démarquer des Beatles, et, contrairement au groupe, qui ne s'était jamais sciemment déclaré vis-à-vis des événements politiques, John commence à critiquer la guerre du Vietnam (**Cortical Droit**).

Un jour, un journaliste a demandé à John s'il avait déjà écrit des chansons anti-militaristes (bien avant *Give Peace a Chance*). Il a répondu : « *Toutes nos chansons sont antimilitaristes. Elles sont teintées d'impressionnisme et ne sont pas polémiques, mais elles s'inscrivent dans une contre-culture des jeunes, et même si elles ne sont pas résolument contre l'establishment, elles sont implicitement contre l'autorité* ».

Dans le Liverpool des années 50 et 60, la classe ouvrière (même si John n'en était pas réellement issu) est généralement contre les institutions, le nationalisme, les politiciens et l'armée, supposés être la cause de toutes les misères.

Dans une interview de 1980, John déclarera que ce contexte l'influencera toute sa vie, et le conduira à se considérer comme un « socialiste instinctif ».

C'est à partir du film *How I won the War*, que John commence à porter ses célèbres lunettes rondes de grand-mère.

Même si le port des lunettes répondait à une myopie réelle, ce choix ne doit cependant rien au hasard.

Avant les sixties, les lunettes qui étaient le reflet du conformisme (**Limbique Gauche**), étaient considérées comme un signe de faiblesse, voire de féminité (image inacceptable pour une rock star).

John souhaite affirmer sa personnalité et se donner une image d'intellectuel Pop (**Cortical Droit**). Il transforme alors son apparence en choisissant des lunettes bon marché, réplique de celles délivrées par la sécurité sociale britannique. Il fait ainsi passer le concept d'homme de pensée ascète et se démarque de la mode et des signes extérieurs de richesse.

Le **7 novembre 1966,** John est présenté à Yoko Ono, artiste japonaise d'avant-garde (**Cortical droit**), qui prépare une exposition de ses œuvres expérimentales dans une galerie londonienne.

Comme nous le verrons dans le chapitre suivant, et contrairement à de nombreux clichés décrivant trop souvent un Paul McCartney comme un génial compositeur de ballades (**Limbique**), et John comme un rebelle avant-gardiste (**Cortical Droit**), la remise en cause de ses certitudes intellectuelles et politiques n'interviendra que plus tard.

Il déclara à l'époque : « *Avant-garde is French for Bullshit* » (l'avant-garde veut dire « connerie » en Français), considérant l'art avant-garde comme du snobisme intellectuel et contestant même l'idée que cela pouvait remettre en cause les principes et les règles établis.

Yoko Ono, de 7 ans son aînée, vient du milieu de la haute société nippone. Elle a évolué très jeune dans un univers artistique varié (en particulier la musique classique ainsi que la littérature), et a étudié au « Sarah Lawrence College » de New York. Elle publie de multiples œuvres d'art (toutes d'empreinte **Cortical Droit),** qu'elle expose depuis un certain temps.

Pour John, toujours marié à Cynthia, c'est le coup de foudre à la fois pour l'œuvre artistique (**Cortical Droit)** et pour la femme **(Limbique Droit**).

Son refus inconscient d'une terne vie familiale bourgeoise dans son antre de Kenwood (vie **Limbique**) rejaillit brusquement, et ses aspirations artistiques (**Cortical Droit)** prennent alors le devant de la scène.

John avouera, qu'avant cette rencontre, il ne connaissait pas grand-chose à l'art *avant-garde* ou *underground.*

C'est le début de leur relation, en tout cas d'un échange épistolaire assidu en particulier lors de son séjour en Inde au **printemps 1968** avec les autres Beatles.

Le **27 août 1967**, John apprend le décès de leur mentor Brian Epstein. Très affecté, il déclara que la disparition de cette figure du père l'avait plongé dans un profond désarroi.

Il est probable que ce jour-là, il se soit senti une nouvelle fois orphelin.

Au **printemps 1968**, les Beatles, déboussolés, rejoignent dans un ashram à Rishikesh en Inde, pour une initiation à la méditation transcendantale avec leur gourou le Maharashi Mahesh Yogi, qui représente alors un nouveau père pour John.

C'est l'époque mystique où méditation et drogue cohabitent, pour remplir (ou vider ?) l'esprit.

Curieusement, le Maharashi est opposé aux drogues, prône l'obéissance des enfants envers leurs parents, la soumission à l'establishment, soutient l'arme nucléaire et la guerre du Vietnam.

De toute évidence, ce séjour reflète la confusion régnant dans l'esprit de John (et des autres Beatles, à part Ringo Starr).

John sortira profondément déçu par cette expérience.

Le **15 mai**, John et Paul annoncent à New York la création d'*Apple Records.* En présentant la nouvelle société,

John déclare : *« L'objectif de l'entreprise n'est pas d'amonceler de l'or à la banque. Nous allons voir si l'on peut créer de la liberté artistique dans un environnement de business, et voir si on peut créer des choses sans refacturer trois fois les frais »*. (Cohabitation **Cortical Gauche et Cortical Droit**).

Cette cohabitation s'avère vite utopique sur le plan financier. Plus tard John dira que cette expérience était une pure naïveté.

Le **19 mai**, considérant de plus en plus Yoko comme la femme idéale et comme une artiste qui enfin lui ressemblait, il l'invite dans sa propriété de Kenwood et ils composent *Two Virgins*, disque fait d'un mélange de sons électroniques et de voix entremêlées (œuvre **Cortical Droit**).

Pour John, la période qui suit est l'aboutissement de ses ambitions. Il sent avoir acquis une légitimité d'artiste aux dépens d'une notoriété de Rock star, qu'il commence à mépriser.

**En juin**, il enregistre *Revolution.*

C'est la **1ère phase de son positionnement politique.**

Elle repose, dans un premier temps, sur la conviction de John que le chemin de la libération passe par la drogue et la méditation plutôt que par un engagement politique radical, et que la libération doit être plus personnelle que politique. (cheminement **Cortical Droit introverti**).

John organise avec Yoko plusieurs manifestations artistiques. En **Juillet**, il présente à la *Fraser Gallery* de Londres sa première exposition expérimentale (**Cortical Droit**) intitulée *You are here.*

La même année, ils tournent trois films surréalistes, et sortent un nouvel album « *Life with the lions* ».

Le **18 octobre**, John et Yoko sont arrêtés pour possession de drogue. Cette première confrontation de John (comme adulte) avec le pouvoir de l'institution ouvrira les portes d'une future radicalisation de sa pensée politique, d'autant plus, que suite à cette arrestation, Yoko fait une fausse-couche.

John tiendra alors le système pour responsable de la perte de leur bébé, le choc affectif dans le **Limbique Droit** attisant la composante rebelle du **Cortical Droit**.

Le divorce de John et Cynthia est prononcé le **8 novembre**.

*Two Virgins* paraît le **9 novembre.** John et Yoko, qui désirent afficher simplicité et pureté (**Limbique Droit**), apparaissent totalement nus sur la pochette.

Ceci est perçu comme un acte provocateur **Cortical Droit** et provoque un scandale retentissant.

Le **20 mars 1969**, John et Yoko se marient à Gibraltar.

John passe alors à la **2ème phase de son positionnement politique**.

C'est l'époque où des personnalités comme le cinéaste Jean-Luc Godard s'indignent que les pops stars comme les

Beatles soient passives et ne mettent pas leur notoriété et leur influence au service des causes sociales.

John se rend compte que pour se transformer personnellement il doit participer à la transformation du monde (cheminement **Cortical Droit extraverti**).

Il commence à s'approprier les idées radicales des sixties.

Le **26 mars**, lors de leur bed-in à l'hôtel Hilton d'Amsterdam, John et Yoko convoquent les journalistes pour leur exposer leur vision militante de la paix (alors que ces derniers s'attendent à assister à leurs ébats amoureux).

John admettra que ses premières prises de position politiques étaient plutôt naïves, mais que Yoko estimait que les media étaient un moyen extraordinaire de promouvoir leurs idées, et de réveiller la conscience populaire. (utilisation du système **Cerveau Gauche** au bénéfice de causes **Cerveau Droit**).

On peut se demander si le couple, désireux d'exorciser son image de couple drogué et adultérin, n'a pas tout simplement organisé ce type de manifestation à cet effet.

Le **26 mai**, pendant les émeutes de Berkeley, a lieu leur deuxième bed-in au Queen Elisabeth Hotel de Montréal.

*Give peace a chance* sort en **juillet,** et le *Plastic Ono Band* (qui deviendra plus tard le *John, Yoko and Elephant's Memory*), voit le jour, suivi par un album (*Wedding Album*) qui relate leur mariage.

Le même mois**,** John fait l'acquisition d'un manoir du $18^{ème}$ siècle (**Cerveau gauche**), Tittenhurst Park, situé à Ascot (Angleterre).

Jugeant ce choix peu compatible avec son image d'artiste engagé **Cortical Droit**, et de toute façon ne souhaitant pas vivre comme un aristocrate, la propriété est vite transformée par John en centre artistique et studio d'enregistrement.

Le **13 septembre**, avant de rejoindre Toronto pour participer au Rock n'Roll festival, John annonce à Paul qu'il a l'intention de quitter les Beatles.

Le **15 novembre**, lors d'une manifestation organisée à Washington DC pour protester contre la guerre du Vietnam, un demi-million de personnes chantent *Give peace a chance*.

Le **25**, John retourne à la reine sa médaille de MBE, en protestation contre l'implication de la Grande-Bretagne dans le conflit entre le Nigeria et le Biafra et le soutien aux Etats-Unis pour la guerre du Vietnam. Il déclare :
« *La médaille de MBE en soi est un snobisme hypocrite et fait partie du système de classe. Je l'avais acceptée pour renforcer la notoriété des Beatles. Je sais que j'ai vendu mon âme quand je l'ai reçue mais maintenant je me suis racheté en l'utilisant pour la paix* ».

En **décembre 1969**, John et Yoko organisent à Londres, New York, Toronto, Paris, Berlin, Rome, Athènes et Tokyo, une gigantesque campagne d'affichage intitulée *War is over*.

Le même mois, le Daily Mirror, rappelant l'épisode des bed-in, de *Two Virgins*, et l'engagement de John pour la réhabilitation de James Hanratty, injustement condamné à mort en Avril 1963, le consacre « Clown of the year » (clown de l'année).

La peine de mort est abolie en Grande-Bretagne.

C'est à cette époque que John est contacté pour jouer le rôle de Jésus dans la comédie musicale *Jesus Christ Superstar*.

Malgré son intérêt pour cette expérience, le projet n'aboutira pas . Les producteurs jugent que la personnalité de John pouvait occulter le personnage du Christ.

Cet épisode marque le début de son identification avec Jésus-Christ, comme messager de l'amour et de la paix (**Cerveau Gauche)** Ses tenues vestimentaires blanches ainsi que sa barbe lui confèrent une image de sainteté qui ne doit rien au hasard.

En **janvier 1970**, John expose au London Arts Gallery, 14 lithographies sous le nom de *Bag One*, et sort *Instant Karma (son premier disque officiel sans les Beatles).*

Dans une interview parue dans le *Times*, il déclare que l'objectif de ses futures chansons sera de promouvoir la paix.

John passe alors à la **3ème phase de son positionnement politique**, essentiellement **Limbique Droit,** puis **Cortical Droit.**

Malgré l'escalade de la guerre au Vietnam avec la découverte par les medias du massacre de *My Lai* et l'invasion du Cambodge par les troupes américaines le 30 avril, en dépit des nombreuses révoltes anti-guerre des étudiants sur les campus américains, John consacre l'essentiel de son temps à réfléchir et à exposer les raisons de sa souffrance personnelle (**Limbique Droit**).

En **avril** et **mai**, intrigué par le livre d'Arthur Janov *The primal scream (La thérapie primale : comment soigner la névrose)*, John et Yoko se rendent à Los Angeles pour s'initier à cette thérapie qui repose sur le postulat que les névroses ressenties résultent d'une douleur refoulée ayant pour origine un traumatisme vécu pendant l'enfance. (**Limbique droit**).

John ressent cette expérience comme très bénéfique.

Il envisage même de louer le Queen Elisabeth II pour un tour du monde consacré au sujet et même d'acheter une île afin de créer une nation primale (Utopie extrême d'un **Cortical Droit** enflammé).

Le **11 décembre** sort *John Lennon-Plastic Ono Band,* où il fait le point sur ses convictions, désillusions et ses souffrances (*God, Mother, Working Class Heroe, Isolation...).*

Ce disque cathartique permet de transformer la névrose de John en énergie artistique créative, même si depuis *The Ballad of John and Yoko*, il entretient un personnage de victime et de « crucifié », le ramenant à son identification avec le Christ.

À partir de **début 1971,** John contacte des membres de la nouvelle gauche comme Tariq Ali et Robin Blackburn et commence à prôner une révolution émanant des travailleurs. En mars, il déclare :

« *Nous devons essayer d'approcher les jeunes travailleurs car ils ont moins peur et sont idéalistes. Les révolutionnaires doivent aller vers les travailleurs parce que les travailleurs n'iront pas vers eux...* ».

En **mars**, *Power to the people* est disponible dans les bacs des disquaires. Il précède la manifestation anti-guerre du 30 avril à Washington, à laquelle participent 2000 vétérans de l'armée américaine.

Le **3 mai**, toujours à Washington, un appel à la désobéissance civile fait trembler l'administration Nixon.

Le même mois, John et Yoko présentent au festival de Cannes, deux de leurs films : *Apotheosis* et *Fly*. Ce dernier fait l'objet d'une « Standing ovation » de la part du public.

En **juillet**, John et Yoko tournent le film *Imagine*.

Le **11 août,** ils participent à Londres à une manifestation contre la guerre en Irlande, et pour soutenir le journal satiriste underground *OZ*, accusé de pervertir les jeunes Britanniques.

Le **9 septembre**, l'album *Imagine* sort aux Etats-Unis. Selon les dires de Lennon, *Imagine*, la chanson-phare de l'album est avant tout un manifeste communiste, enrobé de sucre.

Certaines institutions ne s'y sont pas trompées. Un an plus tard, une classe de collège du Wisconsin, qui avait choisi *Imagine* comme « chanson de classe », s'est vue interdire ce choix par le principal, qui déclara que la chanson était « *anti-religieuse, anti-américaine et avait des accents communistes* ».

**À 31 ans**, John comprend que les messages rebelles **Cortical Droit** ne peuvent passer auprès du public que s'ils sont présentés « *enrobés de miel* » (**Limbique Droit**).

Le **9 octobre,** John et Yoko organisent à Syracuse une exposition de Yoko *This is not here*, à l'occasion de laquelle ils présentent la bande son de leur film *Clock*.

Le **16**, le couple décide de s'installer à New York, au cœur de Greenwich Village.

Le **1er décembre**, sort aux Etats-Unis *Happy Xmas (War is Over).*

Le **10**, John et Yoko participent à Ann Arbor (Michigan) à un concert en soutien de l'activiste John Sinclair, un des leaders du parti des White Panthers, mouvement prônant la guérilla urbaine, et qui a été condamné à 10 ans de prison pour avoir tenté de vendre deux joints de marijuana à un policier.

Le **17 décembre 1971**, ils apparaissent à *l'Apollo Theatre* de Harlem pour un concert organisé en soutien des familles des prisonniers du centre de détention d'Attica, qui s'étaient révoltés et dont l'émeute avait été violemment éradiquée par la garde nationale le 13 septembre.

**À partir de 1972,** John passe à la **4ème phase (Cortical Droit) de son positionnement politique**.

Accompagné de Yoko, il fréquente les leaders de la Nouvelle gauche américaine, les fondateurs du mouvement hippie, Jerry Rubin et Abbie Hoffman, soutiennent la cause des Black Panthers, le combat d'Angela Davis et les mouvements féministes dont Kate Millett est l'une des éminents porte-parole.

Le **7 février**, John et Yoko participent à New York à la manifestation contre la politique britannique en Irlande.

Ils sont les invités des médias, apparaissent dans divers shows télévisés comme le *David Frost Show* ou le *Mike*

*Douglas Show*, et écrivent une rubrique régulière dans le journal politique et culturel underground *Sundance*.

En **mars**, John enregistre *Woman is the Nigger of the World*, qu'il considère être la première chanson sur la libération de la femme.

En tout état de cause, cette composition atteste de son évolution sur le sujet, ne serait-ce que par rapport à sa chanson de 1965 *Run for Your Life*, où le héros menace sa fiancée des pires maux si elle le trompe avec un autre.

John commence à être surveillé de près par le FBI, inquiet de son activisme politique, d'autant plus qu'il envisage d'organiser avec Jerry Rubin, une manifestation itinérante pour empêcher la réélection de Nixon.

Le **6 mars**, suite aux pressions combinées de J. Edgar Hoover, patron redouté du FBI, ainsi que de celles de l'administration Nixon, inquiets de la montée de la nouvelle gauche dans le pays, l'I.N.S. (services d'immigration et de naturalisation) informe John que le renouvellement de son visa est refusé. Il doit être expulsé.

Grâce à une pétition signée par de nombreuses célébrités, le couple réussit à obtenir un sursis et reste aux Etats-Unis.

Le **12 juin**,, sort *Some time in New York City*, un des albums les plus politiquement engagés de John, et le **30 août**, John et Yoko organisent au Madison Square Garden de New York un concert intitulé *One to One*.

Le **7 novembre 1972**, Richard Nixon est réélu.

Le **23 Mars 1973**, les services d'immigration ordonnent à John de quitter le pays sous deux mois.

Le 1$^{er}$ **Avril**, John et Yoko annoncent officiellement la création de *Nutopia,* un pays sans frontières, né de leur imagination dont le symbole et le drapeau sont un mouchoir blanc (**Cortical Droit**).

Le même mois, le couple emménage dans un appartement de douze pièces situé au Dakota, immeuble résidentiel huppé à la lisière de Central Park, où avait été tourné le film *Rosemary's baby.*

Le **3 juin**, John et Yoko assistent à l'Université d'Harvard à l'*International Feminist Planning Conference, et* **le 28**, ils participent à une marche protestataire devant l'ambassade du Sud Vietnam de Washington DC.

En **octobre**, suite à des frasques de John lors d'une soirée et sur une initiative de Yoko, le couple se sépare brutalement.

Le **2 novembre 1973**, l'album *Mind Games* sort aux Etats-Unis.

À partir de cette époque, John tracassé par cette situation et par ses démêlés avec les services d'immigration abandonne son activisme politique.

Il passe à la **5$^{ème}$ phase de son positionnement politique** en faisant « profil bas ».

Il part s'installer à Los Angelès, où il commence à mener une vie dissolue, accompagné dans son exil bien involontaire par la secrétaire de Yoko, May Pang, qui, probablement missionnée par Yoko pour le surveiller, devient sa maîtresse.

Le **8 août 1974**, suite au scandale du Watergate, Nixon est contraint de démissionner et le **26 septembre** sort l'album *Walls ans Bridges.*

**Début janvier 1975**, John réintègre le domicile conjugal à New York, et sort le **17 février** son album *Rock and Roll.*

Cette année-là il déclare : « *Je ne veux pas grandir, mais je suis malade de voir que je ne grandis pas. Je dois trouver un moyen autre que de torturer mon corps et mon esprit. La culpabilité ! c'est tellement stupide. Et cela me rend furieux parce que je déteste les gens stupides. Et me voilà, faisant les choses les plus stupides... comme si je commettais les actes que je méprise le plus, tout cela pour éviter d'être normal. J'ai peur des choses normales...* »

Il accepte de confier à Yoko la gestion de ses finances et de son patrimoine (ce qu'il n'a du reste jamais correctement géré, étant de toute évidence fort peu Cortical Gauche).

Elle le contraint par la même occasion à une stricte cure diététique à base d'alimentation macrobiotique.

Yoko, qu'il appelle souvent « mère » (référence au **Limbique Droit** de John), tombe enceinte pour la seconde fois (si on exclut ses nombreuses fausses couches). Elle est déjà mère d'une fille prénommée Kyoto née en 1963 d'un premier mariage).

Le **9 Octobre 1975,** le jour de ses 35 ans, naît son fils Sean Taro Ono Lennon. Elton John en est le parrain.

« *Je me sens plus grand que l'Empire State Building* », déclare-t-il.

À partir de ce moment, il se retire de la vie publique, passant à la **6ème phase de son positionnement politique**.

Il devient officiellement père au foyer féministe, pour consacrer tout son temps à Sean et Yoko.

Ceci est toutefois à relativiser car, au cours de cette période, le couple n'emploiera pas moins de douze domestiques à plein temps. Certaines personnes de leur entourage diront qu'en réalité John passe son temps à dormir, et qu'il préfère la compagnie de ses trois chats persans à celle de son fils. Ce dernier est en fait élevé par sa nurse, et par Marnie Hair, fidèle amie et confidente de Yoko, qui joue le rôle de mère de substitution pour Sean.

De son côté, Yoko, businesswoman à plein temps, inverse les rôles encore reconnus par la société américaine, et installe ses bureaux sur un autre étage du Dakota.

Le **1er avril 1976**, Alfred Lennon, le père que John n'a presque jamais connu, et qui s'était remarié à soixante-cinq ans avec une secrétaire qui travaillait pour *Apple* et dont il a eu un enfant, décède d'un cancer à l'âge de soixante-trois ans.

Quelques jours avant sa mort, John qui avait été informé de sa maladie, lui téléphona longuement.

Le **27 juillet,** John obtient enfin sa carte verte de résident.

Dorénavant assuré de pouvoir rentrer aux Etats-Unis sans être inquiété, il entame courant octobre un voyage au tour du monde en solitaire.

**À partir de 1978**, John passe l'essentiel de son temps dans son lit ou sous l'emprise quasi permanente de drogues, à ne rien faire.

Devenu anorexique, hypocondriaque, paranoïaque et manifestant de multiples manies compulsives, il pèse 60 kilos, et devient physiquement et mentalement méconnaissable.

Le **27 mai 1979**, le *New York Times* publie une lettre ouverte de John et Yoko, intitulée *Love letter from John and Yoko to people who ask us What, When and Why :*

*« Depuis les 10 dernières années, nous avons remarqué que tout ce que nous souhaitions se réalisait à son heure, d'une façon ou d'une autre, que ce soit bien ou mal. C'est ainsi que notre bébé arriva. Nous fûmes transportés de joie et en même temps nous nous sommes sentis responsables.*

*Dorénavant nos souhaits l'affecteraient également. Nous avons alors pensé que c'était le moment d'arrêter de discuter et de faire quelque chose à propos de notre processus de réflexion : Le nettoyage de printemps de notre esprit ! Il y avait beaucoup de travail. Nous n'avons pas arrêté de trouver dans des placards, des choses que nous aurions souhaité ne pas trouver.*

*En faisant ce ménage, nous avons aussi remarqué que beaucoup de choses n'allaient pas dans notre maison : il y avait une étagère qui n'aurait jamais dû se trouver là, un tableau que nous n'aimions pas, et également deux pièces minables qui devinrent fraîches et illuminées, lorsqu'on abattit la cloison les séparant.*

*Nous avons commencé à aimer les plantes, alors qu'à l'origine, l'un de nous pensait qu'elles volaient notre air ! Nous avons commencé à aimer le côté trépidant de la ville, qui avait coutume de nous gêner.*

*Nous avons fait beaucoup d'erreurs et continuons à en faire. Dans le passé, nous dépensions beaucoup d'énergie à faire des choses que nous pensions vouloir, en nous étonnant de ne pas y arriver, jusqu'à ce que l'on comprenne que l'un de nous deux ne les souhaitait pas vraiment.*

*Un jour, nous avons reçu du monde entier une avalanche de chocolats. « Hey, Qu'est-ce que c'est que ça ! Nous ne mangeons pas de ces sucreries. Ça intéresse qui ? ». Nous éclatâmes de rire. Nous découvrîmes que quand nous pensions à l'unisson, les choses arrivaient plus vite. Comme il est dit dans la bible quand les deux s'unissent, c'est vrai, deux veut dire beaucoup. Comme une semence vierge.*

*Nous passons de plus en plus de temps à faire des vœux et à prier. Les choses que nous avions tenté de réaliser en faisant un V avec la main, nous tentons dorénavant de les faire par des vœux. Nous ne faisons pas cela parce que c'est plus simple, mais parce que c'est plus efficace que de brandir des banderoles. Ça marche. C'est magique. La magie, c'est simple. La magie, c'est concret.*

*Le secret consiste à savoir que c'est simple, et qu'il ne faut pas la tuer par un quelconque rite élaboré qui témoigne d'un sentiment d'insécurité. Lorsque quelqu'un est fâché contre nous, nous dessinons en pensée un halo autour de sa tête. Est-ce qu'alors la personne arrête d'être fâchée ? Et bien, nous ne savons pas !*

*Cependant, nous savons que lorsque nous dessinons un halo autour de la tête d'une personne, soudainement, celle-ci commence à nous apparaître comme un ange.*

*Ceci nous aide à adopter une attitude chaleureuse à son encontre, nous rappelle que chacun a de la bonté en lui, et que tous les gens qui viennent à notre rencontre sont des anges déguisés, portant des messages et des ca-*

*deaux provenant de l'univers. La magie est logique. Vous devriez essayer à l'occasion.*

*Nous avons encore un long chemin à parcourir. Il nous semble que plus nous faisons le ménage, plus le processus vœux/résultats va vite. La maison est devenue bien plus confortable. Sean est magnifique. Les plantes poussent. Les chats ronronnent. La ville brille de tous ses feux, que ce soit sous le soleil, la pluie ou la neige.*

*Nous vivons dans un univers merveilleux. Tous les jours, nous sommes reconnaissants pour la plénitude que nous apporte la vie. Ce n'est pas un euphémisme.*

*Nous comprenons que nous-même, la ville, le pays, la planète devons affronter des moments difficiles, et qu'il y a de la panique dans l'air. Cependant, le soleil brille, nous sommes ensemble, amoureux l'un de l'autre, de notre ville, du pays et de la planète.*

*Si deux personnes comme nous peuvent faire ce que nous faisons de nos vies, alors un miracle est possible ! Il est certain que l'on peut rencontrer quelques immenses miracles. Il suffit de les identifier quand ils arrivent et en être reconnaissants.*

*Tout d'abord, ils surviennent de façon insignifiante, dans la vie de tous les jours, puis ils arrivent comme des rivières puis comme des océans. Ça va bien se passer ! Le futur de la planète nous appartient.*

*Beaucoup de gens nous envoient chaque jour des vibrations, dans des lettres, des télégrammes, des petits coups à la porte d'entrée ou simplement par des fleurs et des pensées amicales. Nous les remercions pour cela et apprécions qu'ils respectent l'intimité dont nous avons besoin.*

*Merci pour tout l'amour que vous nous envoyez. Cela est réciproque. Nous vous aimons aussi. Nous savons que vous vous intéressez à nous. C'est gentil. C'est la raison pour laquelle vous voulez savoir ce que nous faisons. C'est pourquoi tout le monde demande Quoi, Quand et Pourquoi. Nous le comprenons.*

*Et bien, voilà ce que nous faisons.*

*Nous espérons que vous avez dans votre esprit le même espace de quiétude afin que vos vœux puissent se réaliser.*

*La prochaine fois que vous penserez à nous, souvenez vous que notre silence est un silence d'amour et non d'indifférence.*

*Souvenez vous que nous écrivons dans le ciel et non sur du papier. C'est notre chanson. Levez les yeux et regardez le ciel. Il y a notre message.*

*Levez les yeux à nouveau et regardez autour de vous, et vous verrez que vous vous promenez dans un ciel qui s'étend jusqu'au sol. Nous faisons partie du ciel, plus qu'au sol. Souvenez vous que nous vous aimons.*

John Lennon & Yoko Ono

*P.S. Nous avons remarqué que trois anges regardaient au-dessus de notre épaule, quand nous avons écrit ceci.* ».

Que dire de la sincérité apparente de ce message qui semble refléter l'état d'esprit spiritualiste (**Cortical Droit**) et affectif (**Limbique Droit**) du couple, alors que John est toujours dans un état dépressif et que, seulement huit mois plus tard, en **Janvier 1980,** il écrit une lettre pathétique à son cousin, résidant en Angleterre :

« *J'ai bientôt 40 ans. J'espère que ma vie commence. J'aimerais un peu de quiétude. Je ne sais pas...* »

Pourtant, le **24 octobre 1980,** alors que les fans commencent à désespérer du silence de John, ce dernier, en commentant la chanson *Starting Over*, figurant sur l'album *Double Fantasy* qui sortira le **21 novembre**, déclare :

*« Pourquoi est-ce que les gens étaient furieux contre moi sous le prétexte que je ne travaillais pas ? Vous savez, si j'étais mort, ils ne seraient pas fâchés contre moi. Si j'étais mort au milieu des années 70 après mes albums « Rock and Roll » et « Walls and Bridges », les gens auraient écrit, en se prosternant, toute une littérature sur le type génial que j'étais. Mais je ne suis pas mort, et cela a rendu les gens furieux que je continue à vivre et à faire ce que je voulais.*

*Maintenant, je vais commencer à m'amuser, comme à mes débuts. Je n'aurais jamais pu écrire « Starting Over » en 1975. Je recommence à écrire comme j'écrivais avant ; ces cinq dernières années m'ont aidé à me libérer de mon propre intellect, de mon image et de moi-même. C'est la raison pour laquelle j'ai pu à nouveau composer sans y penser consciemment, ce qui a été une joie intense...*

*J'ai appelé la chanson « Starting Over », parce que c'est exactement ce que je fais. Il m'a fallu quarante ans pour grandir. Je vois enfin des choses que je ne soupçonnais pas exister ».*

**Le 8 décembre 1980**, John est abattu par Mark David Chapman, alors qu'il rentrait au Dakota avec Yoko.

John Winston Lennon décède au Roosevelt Hospital de New York le **8 décembre 1980** à 23h15, heure de New York.

Au-delà de cette brève rétrospective de la vie de John Lennon, qui nous éclaire sur la nature de ses préférences cérébrales, qu'elles soient innées ou acquises, trois facteurs complémentaires nous permettent de mieux appréhender la personnalité de John Lennon : sa **dyslexie**, ses **multiples personnalités** et **l'influence de la drogue** sur son fonctionnement cérébral.

**La dyslexie de John.**

On ignore souvent que John Lennon était dyslexique.

À l'école, ses professeurs furent stupéfaits de constater que le brillant élève qui dévorait des livres et qui s'exprimait oralement avec agilité était incapable d'épeler le moindre mot, inversant les lettres et changeant un mot pour un autre ayant la même consonance.

Les causes de la dyslexie sont encore débattues aujourd'hui entre neurologues et psychologues, ces derniers avançant l'argument que des troubles psychologiques intervenus pendant la petite enfance sont à l'origine de cette anomalie.

L'enfant dyslexique ressent fréquemment un sentiment d'échec et d'insatisfaction permanent. Il se réfuge alors soit dans la fuite ou adopte des comportements agressifs.

Pour John, le sentiment d'abandon qui a résulté de l'absence de ses parents dans sa prime enfance a manifestement entraîné des troubles psychologiques qui l'ont habité toute sa vie et conduit à l'expérience du cri primal.

Les cycles alternatifs réguliers de retraite et de provocations qui ont caractérisé l'existence de John semblent également appuyer cette thèse.

Les arguments des neurologues s'appuient sur le fait que le **cerveau gauche**, qui est le siège du langage (lecture et écriture) est quelquefois étouffé par un **cerveau droit** (siège de l'affectif et de l'intuition) anormalement développé.

Les interactions et « rivalités » naturelles entre les deux hémisphères ne fonctionnant pas normalement, le cerveau droit interfère en permanence sur l'autre hémisphère, perturbant les données du langage, inhérentes au **cerveau gauche**.

Einstein, Rodin, Leonard de Vinci et Lewis Carroll étaient tous dyslexiques. Personne ne peut douter de la proéminence de leur cerveau droit dans leurs créations respectives.

Les sujets dyslexiques affectionnent ce que Lewis Carroll (que John appréciait particulièrement) appelait les mots porte-manteaux, qui sont la résultante signifiante de l'association entre deux mots, par exemple « nutrition » et « médicament » qui se combinent en « nutriment », ou « adulescent », association de « adulte » et « adolescent ».

Un exemple significatif de cette prédisposition est illustré dans un échange entre John et un journaliste qui lui demandait si les Beatles étaient des *Mods* ou des *Rockers*. John répondit : « *Ni l'un ni l'autre, nous sommes des Mockers* (des moqueurs) ».

Comme nous le verrons, cette hypothèse semble pertinente, à la lumière de la mise en évidence d'autres troubles psychologiques que nous évoquerons, du profil cérébral de John et de l'analyse de certaines de ses compositions musicales (par exemple *I am the Walrus).*

Le fait que John ait toute sa vie souffert de problèmes de coordination de ses mouvements constitue un symptome complémentaire.

En sont résultés plusieurs accidents de voiture, dont celui survenu le 1er Juillet 1969 en Ecosse, avec Yoko Ono, sa fille Kyoko et Julian, à la suite duquel ils durent être hospitalisés cinq jours.

**Les multiples personnalités de John.**

John avait de multiples sous-personnalités. Comme nous l'avons déjà évoqué, de nombreux psychanalystes affirment que ces multiples personnalités résultent de traumatismes survenus pendant l'enfance, et que suite au débordement de ces souffrances, l'individu adopte un autre personnage afin de résorber le *trop plein.*

De nombreux conflits internes en résulteront, faisant passer John du mode agressif et meneur (**Cortical Droit**) au mode docile et enfant soumis (**Limbique Gauche et Limbique Droit**), le conduisant à se comporter de façon compulsive, passer d'une frénésie de l'action à une complète léthargie, d'un état dépressif à un autre et à chercher en permanence un gourou chargé de le réconcilier avec lui-même.

L'adolescent turbulent et rebelle, volontiers misogyne représente ce que Robert Stoller (*Masculin ou féminin*) décrit dans son portrait de l'homme ordinaire : *Etre rude, tapageur, belligérant, maltraiter et fétichiser les femmes, rechercher seulement l'amitié des hommes mais aussi détester les homosexuels, parler grossièrement, dénigrer les occupations des femmes, le premier devoir pour un homme est de ne pas être une femme.*

À cet égard, il suffit de se rappeler que la création des boy-scouts en 1910, avait pour principal objectif de lutter contre « les forces de féminisation » ambiantes.

Il faut dire que dans la culture Rock des sixties, un groupe est strictement masculin. Les femmes ou petites amies sont rejetées (par exemple Cynthia), l'image des groupes ne se satisfaisant pas de leur présence.

Comme l'a évoqué Elisabeth Badinter dans *X, Y, de l'identité masculine* :

*« Les groupes sont l'expression de la volonté de se séparer de l'espace domestique féminin pour créer une nouvelle culture masculine ».*

Pourtant, sous l'influence de Yoko Ono, John a incarné la féminisation de l'homme apparue au début du XXème siècle.

Dans son ouvrage *Père manquant, fils manquant*, l'écrivain canadien Guy Corneau montre que l'absence du père, qui empêche un processus d'identification, ne permet pas d'établir une réelle identité masculine et exacerbe une attirance vers les valeurs féminines.

Si l'on s'appuie sur les théories développées par l'essayiste norvégien Knut Faldbakken dans *le journal d'Adam*, John incarne « l'homme mou », éternel adolescent sous l'emprise de l'influence du sein maternel, qui se comporte comme un enfant irresponsable (Mama's boy).

Lors du transfert de l'image maternelle envers Yoko Ono, John a renversé les identités traditionnelles en incarnant la traditionnelle sensibilité et soumission féminine. En devenant père au foyer, John s'est volontairement placé sous l'emprise de Yoko.

Il a ainsi renforcé son image de femme dominatrice.

En effet, lorsque Yoko épousa John, il est clair qu'elle cherchait une union avec un mâle dominant à succès. Son propre comportement dominant exacerba le côté enfant de John qui cherchait une mère, rôle que Yoko avait toujours rejeté. Ces conflits internes amèneront Yoko à mépriser John et ce dernier à s'isoler dans sa paranoïa.

Contrairement aux apparences et à la légende, John aura été toute sa vie un être faible et immature, en quête d'un guide, qu'il soit paternel ou maternel, politique, religieux ou financier, même s'il affirma maintes fois que la solution ne pouvait venir que de soi et qu'il ne croyait plus aux gourous.

John a été prisonnier de ses multiples contradictions et adoptera fréquemment une attitude suicidaire, destinée à tuer l'une de ses personnalités.

Lorque John décide de quitter les Beatles, il savait qu'il s'agissait en réalité d'un suicide personnel (libérateur ou non), dans la mesure où les Beatles ont été sa seule famille.

**L'influence de la drogue sur le fonctionnement cérébral de John**

Dans le chapitre 1, nous avons évoqué le système de « câblage » qui compose le tissu nerveux, par exemple nos 100 milliards de neurones.

Ce tissu nerveux qui comporte 600 millions de synapses par mm3 et permet 1 milliard de connexions possibles est également alimenté par des substances chimiques (les **neurotransmetteurs**), qui se fixent sur une protéine réceptrice de la membrane postsynaptique.

Ces neurotransmetteurs (comme la sérotonine ou la dopamine) assurent une fonction de transmission et également de modulation.

L'absoption de drogues comme le LSD, l'opium, la cocaïne, les amphétamines et dans une moindre mesure le cannabis, a pour effet de libérer un neurotransmetteur comme la **dopamine** et d'affecter à la fois le système limbique et le système cortical.

Or, les chercheurs ont découvert que la production excessive de dopamine, au-delà des conséquences hallucinatoires, peuvent engendrer des troubles psychiques comme la **paranoïa**, la **schizophrénie** ou des **psychoses**.

Chacun sait que la période la plus originale et créative de John Lennon (mais également de Paul McCartney) correspond à un recours massif aux drogues de tout genre, et en particulier du LSD.

Le **LSD** (Lysergic Acid Diethylamide ou ***L****yserg* ***S****aure* ***D****iaethylamid* en allemand) a été découvert en 1938 par le chimiste Suisse Albert Hoffman, qui en expérimenta accidentellement les effets en 1943.

Le LSD fut d'abord utilisé à des fins thérapeutiques pour soigner la schizophrénie et les névroses (l'acteur Cary Grant participa à plus de 100 sessions de traitement par LSD).

Le produit intéressa la CIA, qui, pendant la guerre froide envisagea même de bombarder de LSD en particules les principales villes d'URSS pour désorienter la population sans avoir besoin de l'éliminer par des armes classiques.

À la même époque, dans le cadre du projet secret dont le nom de code était MK-ULTRA, la CIA administra (à leur insu) le LSD à des centaines de personnes (militaires, prostituées, malades mentaux ou agents secrets suspectés de « double jeu »), provoquant chez eux de nombreuses séquelles psychologiques irréversibles ainsi que des dizaines de suicides. Le président Jimmy Carter décida même d'indemniser à hauteur de 20000 dollars les victimes des expérimentations de la CIA.

Le LSD fut « récupéré » au début des sixties dans le cadre de thérapies psychédéliques, puis par le mouvement hippie, dont deux de ses gourous, Timothy Leary et Richard Alpert, qui en firent la promotion comme moyen de révolutionner la société.

**Quels sont les principaux effets du LSD sur le cerveau ?**

Le **LSD,** qui **affecte directement l'hémisphère droit**, induit une modification de la perception et conduit à une introspection approfondie de soi et de la réalité.

Cette drogue permet de favoriser l'imagination, la créativité, l'ouverture d'esprit et l'accès à la spiritualité et le mysticisme (**Cortical Droit**), mais aussi de susciter des comportements pacifistes, la compassion, la tolérance et de développer l'hypersensibilité (**Limbique Droit**).

Mais le LSD peut provoquer des dommages graves au cerveau, conduire à la folie temporaire, à des flashbacks plus ou moins destructeurs faisant revivre des traumatismes vécus, à des dépressions, à la destruction des défenses naturelles, à des psychoses durables ou à la perte de l'égo.

Il est aujourd'hui reconnu que le **LSD** et même la **marijuana** renforcent chez certains sujets vulnérables les symptômes d'une **schizophrénie** latente.

**La schizophrénie**, (qui appartient à la catégorie des maladies mentales psychotiques), a une origine d'ordre biologique et est la conséquence directe d'un dysfonctionnent de la production de dopamine dans le cerveau.

Les symptômes de la schizophrénie sont à différencier des désordres mentaux conduisant à la manifestation de personnalités multiples.

Il s'agit en l'occurence plus de problèmes (ou de manque) d'interactions entre la pensée (**Cortical Gauche**) et la perception (**Cortical Droit**).

Les principaux **symptomes de la schizophrénie** sont les suivants :

Hallucinations, sentiment de persécution, désillusions, problèmes de langage, impulsivité, violence, depression, paranoia, apathie, confusion dans la pensée, retrait, obsession vis-à-vis de la religion, perception de voix venues d'ailleurs, complexes de supériorité et d'infériorité.

Une personne qui souffre de schizophrénie est convaincue qu'elle possède des pouvoirs sur l'esprit des autres et vice-versa, peut lire les pensées d'autrui, que les média s'adressent personnellement à elle, voire est le messager de Dieu, et même Dieu lui-même (ce que John pensait début 1970 quand il se prenait pour Jésus-Christ).

Dans la célèbre interview de Playboy, quand John Lennon relate qu'en 1965 (époque de *Help*), il souffrait de graves dépressions et qu'il avait souvent songé à se suicider en sautant par la fenètre, ou qu'une partie de lui-même suspectait qu'il était un « *loser* », et l'autre partie Dieu tout-puissant (*God Almighty*), on ne peut que faire un lien avec les symptomes de la schizophrénie évoqués ci-dessus ou se demander quelle a été l'influence de la drogue dans ces pathologies, dans la mesure où dans le même entretien, il a reconnu avoir expérimenté des centaines de *trips* dans les sixties : *(I took millions of trips…).*

John Lennon était aussi sujet à des désordres psychiques appelés désordres bipolaires (DSM-IV), qui se caractérisent par des oscillations d'humeur se situant entre :

- Des phases de dépression avec perte d'intérêt et de plaisir, perte d'appétit et perte de poids, excès ou absence de sommeil, perte d'énergie ainsi que pensées morbides et suicidaires.
- Des phases d'irritabilité, un égo exacerbé, agitation, euphorie et hypersexualité.

Avec un profil **Double-dominant**, John avait des préférences « **Cerveau droit** », à la fois dans le **Cortical et le Limbique**.

**Préférences majeures** (ou primaires) :

<u>Cortical droit</u>

- Par sa personnalité **rebelle, engagée, revendicative, anti-conformiste, provocatrice** et volontiers **anarchiste.**

  *« Je ne crois pas aux classes sociales. Je me battais contre l'ordonnancement de la société »,* déclara-t-il un jour.

- Par son côté **artiste génial** *(« Si le génie existe, alors, j'en suis un. Le génie, c'est la souffrance... »),* **Poète maudit, spiritualiste, créatif, instinctif, imaginatif, rêveur et éclectique.**

  *« Je vois des choses que les autres ne voient pas... »*

- Par sa **curiosité** vis-à-vis du monde qui l'entourait, sa soif d'information, notamment des journaux qui ont alimenté une partie de ses créations, et même bien souvent **plagieur créatif**.

- Par son goût des **jeux de mots**, de l'**absurde**, par son **impatience créative**, faisant qu'il voulait tout, tout de suite, se décourageant vite et l'obligeant à capturer rapidement l'impression du moment afin de l'utiliser dans sa création.

Limbique droit

- Par son côté **affectif**, **émotif**, **autodestructeur** et **fragile.** *« Je ne suis pas un dur, j'ai toujours dû faire semblant de l'être pour me protéger, mais au fond, je suis un être faible et émotif. »*
- Par sa personnalité **nostalgique, introvertie sur le plan sentimental.**

  *« J'ai toujours été rebelle, mais je veux être aimé et accepté. »*
- Par son côté **égocentriste** et **narcissique,** voire **paranoïaque**.

  *« L'authenticité d'un artiste ne peut être accomplie qu'en parlant de soi ».*
- Par **son besoin d'amour, de sein maternel** et de **reconnaissance,** adoptant un comportement de bébé ou féminin en s'identifiant à Yoko dans son mépris des hommes.

**Préférences auxiliaires** (ou secondaires) :

Limbique gauche

- Par sa **difficulté** naturelle **à montrer ses sentiments**, son côté **autocontrôlé,** son sentiment **d'insécurité.**

  *« Je n'ai pas su montrer mes sentiments en public. Je voulais dissimuler tous mes sentiments... ».*

  *« Nous avons la capacité d'étouffer nos émotions, et la plupart du temps, c'est ce que nous faisons. Aujourd'hui, ces émotions sortent de moi... »*

- Par sa personnalité **casanière.**

  *« J'ai toujours été casanier. J'ai toujours rêvé d'être un peintre dans son cottage... ».*

- Par un certain **goût pour la tradition**, pour la cellule sociale traditionnelle où la femme attend l'homme qui revient du travail.

  *« Une partie de moi aimerait être acceptée par toutes les couches de la société... »*

  *« Yoko m'a obligé à rejoindre l'avant-garde, à enlever mes vêtements, alors que tout ce que je voulais, c'était de devenir Tom Jones... ».*

Cependant son respect inconscient du système qui l'a conduit à plus prôner des changements pacifiques qu'une révolution drastique changeant les institutions est plus à imputer à sa vision humaniste **Limbique Droit** qu'à une vision traditionaliste **Limbique Gauche.**

<u>Cortical gauche</u>

- Par sa personnalité **critique.** En dehors de cet aspect, John était tout sauf l'archétype d'un « Cortical gauche ».

Nous verrons que le profil des préférences cérébrales de John que nous proposons d'une part à partir des informations précédemment développées et d'autre part en s'appuyant sur le questionnaire HBDI sera renforcé et validé après une analyse approfondie de ses compositions.

Profil de John Lennon

*Ce profil a été réalisé à partir du questionnaire HBDI*

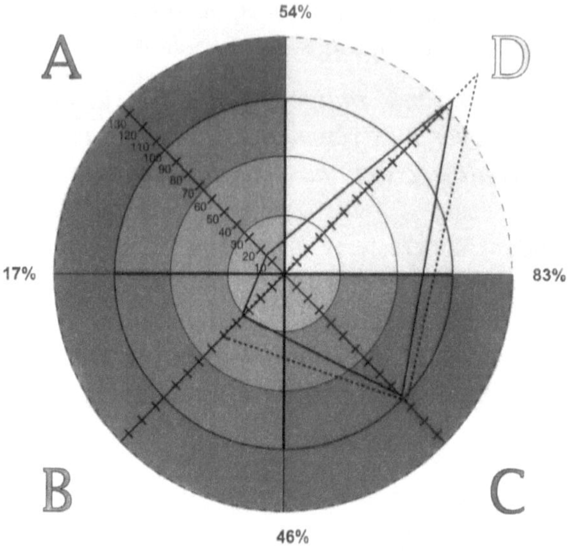


*Copyrights Herrmann International 1988/2004.*

… : Profil sous stress

## Les préférences cérébrales de John Lennon en 50 chansons

Contrairement à de nombreux artistes, John (comme Paul) était capable de composer paroles et musique. Dans les chansons correspondant à l'époque de l'ascension des Beatles, les synergies créatives entre John et Paul rendent périlleuse l'analyse de la contribution artistique de chacun, dans la mesure où un grand nombre de leurs créations se faisaient de manière interactive, spontanée et « Eyeball to eyeball » (les yeux dans les yeux), comme le disait Lennon.

Cependant, à l'occasion de multiples interviews, John et Paul ont révélé la paternité originelle des 162 chansons co-signées Lennon-McCartney, tombant d'accord la plupart du temps, même si certaines compositions ont été revendiquées par les deux.

Comme l'a souvent déclaré John, l'influence de Bob Dylan a été déterminante pour lui. « *J'ai commencé à penser à mes émotions, je ne sais pas quand cela a commencé, probablement avec « I'm a loser » ou « Hide your love away ». Au lieu de me projeter dans une situation, j'ai commencé à essayer d'exprimer ce que je ressentais, ce que j'avais déjà fait au travers de mes livres. Je crois que c'est Dylan qui m'a aidé à faire cela* ».

**Nous prendrons donc comme postulat que l'analyse de l'influence des préférences cérébrales de John sur les paroles des 79 chansons de l'époque Beatles, dont il est à l'origine, ne peut être pertinente qu'à partir de *No Reply*.**

La période antérieure se situant approximativement entre **mi-1962 et mi-1964**, a essentiellement engendré de la part de John des chansons qui avaient pour simple objectif de séduire les teenagers.

## De *Please please me* à *When I get Home*

Malgré la qualité indéniable d'une grande partie des compositions de cette époque, les textes n'offrent que peu d'intérêt.

Cependant, quelques chansons de John traduisent manifestement certaines composantes de ses préférences cérébrales.

### Compositions Cerveau Droit

***There's a Place*** (1) met en évidence les sentiments d'insécurité, d'exclusion et d'état dépressif (**Limbique Droit**) ressentis toute sa vie par John. De même, sa conviction profonde que la solution est en soi et passe par le rêve et l'introspection (**Cortical Droit**).

*(There's a place where I can go, when I feel low, when I feel blue…).*

***I'll Get You*** (2), au-delà de son aspect « macho » Limbique Gauche, traite du thème de l'imagination qui conduit à la création de la réalité (approche **Cortical Droit)**

*(Imagine I'm in love with you…)*

Plus tard, dans ***Imagine,*** Lennon exploitera le même concept.

*(Imagine there's no heaven, it's easy if you try…)*

Le double sens de la chanson ***It Won't be Long*** (3) (be long/belong), reflète le goût de John pour les associations et jeux de mots **(Cortical Droit).** À nouveau, les sentiments d'abandon, de trahison et de solitude ressentis par John dans sa jeunesse, suite à l'abandon de son père et de sa mère) imprègnent cette composition principalement **Limbique Droit**.

*(Since you left me I'm so alone…)*

Compositions Limbiques

Dans ***Not A Second Time*** (4), John exprime à nouveau la souffrance d'avoir été abandonné, et sa volonté de se protéger en masquant ses sentiments (**Limbique Droit**).

*(You hurt me, then you're back again. No, no, no, not a second time…).*

***If I Fell*** (5) fait également partie des compositions **Limbiques (Droit et Gauche**) de John. Dans cette chanson, que l'on peut aisément imaginer en partie autobiographique, le narrateur requiert de sa maîtresse de lui garantir fidélité s'il décide de quitter sa femme. Ce besoin infantile d'être rassuré et cette attitude de lâcheté qu'il confessera plus tard reflètent une partie de la personnalité de John.

*(If I fell in love with you, would you promise to be true…)*

***Tell Me Why*** (6) traite également (sous le mode **Limbique Droit**) du thème de l'abandon et du sentiment de culpabilité inhérents à ce type de vécu : *If there's something I have said or done, tell me what and I'll apologize.*

Comment ne pas lier ceci aux divers traumatismes intervenus pendant l'enfance de John ?

***I'll Cry Instead*** (7) illustre l'aspect **Limbique Droit introverti** de John. Le personnage décrit préfère se cacher et s'isoler après une séparation, (*Don't want to cry when there's people there, I get shy when they start to stare...)* mais menace de se venger, mettant en évidence des signes de violence potentielle envers les femmes *(I'm gonna break their hearts... in two)*, ce qu'il admettra bien plus tard, et dont il saura se guérir avec Yoko Ono.

Le caractère possessif, jaloux et violent **Limbique Droit** de John (qu'il traitera ultérieurement dans *No Reply* ou *Jealous Guy)* transparaît dans la chanson ***You Can't Do That*** (8).

(*Well, it's the second time, I've caught you talking to him, do I have to tell you one more time, I think it's a sin... So please listen to me if you want to stay mine, I can't help my feelings, I'll go out of mind...)*

***When I Get Home*** (9) est l'une des rares chansons optimistes de John. Cependant, au-delà de cet optimisme, John raconte l'histoire traditionnelle de l'homme qui rentre à la maison, satisfait de savoir que sa femme l'y attend sagement. *(I've got a girl who's waiting home for me...).* Cette image **Limbique Gauche** reflète à la fois son côté « macho », mais également son goût pour la volupté du foyer, qu'il saura savourer à de multiples reprises dans son manoir de Weybridge (où son épouse Cynthia l'attendait sagement) ou bien plus tard dans son appartement du Dakota Building.

## De *I'm A Loser* à *Girl*

Compositions Limbiques

Fruit de la période Dylan de John**,** ***I'm A Loser*** (10*)* a également été le fruit de l'influence du journaliste Kenneth Allsop qui lui avait ouvertement exprimé des critiques sur l'aspect simpliste et impersonnel des textes des chansons des Beatles, suggérant à John d'écrire des paroles à la fois plus élaborées et plus introspectives.

Suggérant que son personnage porte un masque, et qu'il est un perpétuel perdant, John atteste au travers de cette composition intimiste (**Limbique Droit**) de son état dépressif qui le conduisit à sa retraite de 1964 dans son manoir de Weybridge.

*(I'm a loser, and I'm not what I appear to be... Although I laugh and act like a clown, beneath the mask I am wearing a frown...).*

***I Don't Want To Spoil The Party*** (11) reprend le thème d'un narrateur malheureux introverti, incapable de continuer à porter le masque du bonheur, isolé face à un monde ambiant heureux (**Limbique Droit**).

*(I don't want to spoil the party so I'll go, I would hate my disappointment to show. There's nothing for me here, so I will disappear. If she turns up while I'm gone please let me know...)*

Enregistrée en Février 1965**,** ***Yes It Is*** (12) est probablement l'une des chansons **Limbique Droit** les plus personnelles de John. Il explore le thème de la mort de la femme idéalisée. Il fait probablement référence à sa mère Julia et à son refus d'aimer une femme ordinaire qu'il n'admire pas. Yoko Ono sera cette femme.

*(I could be happy with you on my side, if I could forget her...)*

La chanson ***Help*** (13) a été composée pendant la période « Fat Elvis » de John. Comme de nombreuses stars de la pop music de l'époque, mal préparées au succès, John recherche son identité.

Ayant tout sacrifié pour parvenir à la réussite, (*The toppermost of the poppermost*), il ne s'est pas demandé ce qu'il ferait quand le sommet serait gravi.

La désillusion et le sentiment de solitude l'attendaient.

John a clairement proclamé que Help parlait de lui (« *J'avais besoin d'aide...* »), et que la célébrité n'avait fait que renforcer les angoisses qu'il portait depuis son enfance.

Dans cette chanson **Limbique Droit**, le rebelle sarcastique, pour la première fois de sa vie, brise sa carapace et admet qu'il a besoin des autres.

*(But every now and then I feel so insecure, I know that I just need you like I've never done before...).*

***You've Got To Hide Your Love Away*** (14) exprime l'état psychologique de Lennon pendant cette période.

*(Here I stand hand in hand, turn my face to the wall...)*

Se référant à l'homosexualité de Brian Epstein ou à ses propres relations extraconjugales, cette chanson exprime un sentiment de solitude et d'incompréhension (**Limbique Droit**).

(*I can see them laugh at me...)*

La dyslexie de John transparaît dans l'inversion de « Tall » et « Small » (*Feeling two foot small...),* non-sens conservé à la demande de Paul.

John a toujours été fier de ***In My Life*** (15*)*, qu'il considérait comme sa première grande chanson. Cette composition qui relate des souvenirs autobiographiques évoque la perte d'êtres chers, dont l'éphémère membre du groupe, Stu Sudcliffe, mort d'une tumeur au cerveau en 1962.

*(Though I know I'll never lose affection for people and things that went before, I know I'll often stop and think about them...).*

Dans la lignée de *I'm A Loser* et *Help,* ***Nowhere Man*** (16*)* est la troisième composition personnelle de John qui traite de son sentiment de solitude et de désespoir.

*(He's a real nowhere man, sitting in his nowhere land, making all his nowhere plans for nobody...).*

John expliqua que ***The Word*** (17) *était* sa première chanson à message. Ancrée dans la culture émergente Hippie, cette composition **Limbique Droit** (et en partie Cortical Droit), dans la mesure où une connotation idéaliste et spiritualiste de l'amour rejaillit clairement, préfigure *All you need is love.*

Compositions Cortical Droit

On peut difficilement dire que ***Ticket To Ride*** (18) parle de façon intimiste de John, pourtant il a été relaté que l'expression « ticket to ride », qui ne se référait pas à la ville de Ryde, comme certains l'ont suggéré, était un clin d'œil aux prostituées de Hambourg qui devaient passer une visite médicale, et obtenaient ainsi, selon l'expression de John, un permis les attestant « Bonnes pour le service ». Si cette version est exacte, ce qui n'a jamais été prouvé, cette composition s'inscrit partiellement, par son intention espiègle et humoristique, dans une approche préférentielle **Cortical Droit.**

***Day Tripper*** (19) est probablement la première chanson **Cortical Droit** où John se réfère au LSD, qu'il a découvert pendant l'été 1965. L'expression « day tripper » est un jeu de mots typique de John, qui de toute évidence fait référence à l'acide. L'expression « *big teaser* », qui est à priori innocente, est en fait un terme argotique qui signifie « allumeuse ». La référence à la drogue comme une femme, qui vous abandonne sur le chemin, devient alors évidente.

*(She's a big teaser, she took me half the way there).*

***Girl*** (20) reprend le thème **Cortical Droit** de la femme idéalisée, déjà évoquée dans *Yes it is.* Cette femme idéale qui était symbolisée par Brigitte Bardot ou Juliette Gréco, puis plus tard par Yoko Ono, caractérise la quête de l'absolu de John. Pourtant ce dernier décrit une femme au comportement équivoque, dominatrice et cruelle.

(*Why, tell me why did you not treat me right...).*

Mais dans cette chanson **Cortical Droit**, John fait également une référence critique à la morale judéo-chrétienne, à laquelle il était alors opposé :

(*Was she told when she was young that pain would lead to pleasure ? Did she understand it when they said that a man must break his back to earn his day of leisure...).*

Quelques mois après avoir écrit cette chanson, John déclara à Maureen Cleave que les Beatles étaient devenus plus célèbres que Jésus.

Cependant, comme on pourra le remarquer dans de futures compositions de Lennon, spiritualisme et dérision se côtoient ici, notamment au travers des chœurs qui répètent « Tit tit tit… » (seins en argot).

**De *Tomorrow Never Knows* à *She Said***

En **Janvier 1966**, John découvre le livre de Timothy Leary, *the Psychedelic Experience*, inspiré de l'ouvrage *The Tibetan Book of the Dead*, qui deviendra la bible du culte du LSD.

L'idéologie de Leary et de Richard Alpert, anciens psychologues de l'université d'Harvard, repose sur le postulat que le LSD est capable d'induire des révélations spirituelles.

Même si John a déjà expérimenté le LSD, sa consommation régulière à partir de cette période va profondément influencer ses compositions ainsi que son caractère qui s'assouplira de façon significative.

La création volontariste de visions engendrées par le LSD lui permettra alors de vivre des expériences qu'il retranscrira dans nombre de ses chansons.

Aldous Huxley déclara un jour que l'héroïne intensifie les impressions visuelles **(Cortical Droit)** et permet à l'œil de retrouver l'innocente perception visuelle de notre enfance **(Limbique Droit).**

John confirma ces dires en disant que l'héroine le ramenait à l'enfance et qu'il « se sentait comme un bébé enveloppé dans un coton et flottant dans de l'eau chaude. »

Influencées en outre par la culture underground, les chansons de l'album *Revolver* composées par John s'inscriront toutes dans une approche résolument **Cortical Droit.**

***Tomorrow Never Knows*** (21) est probablement la première chanson de John, qui a non seulement été directement influencée par la consommation d'acide, mais qui a aussi ouvert au monde occidental les portes de la révolution psychédélique. L'utilisation de bandes magnétiques en boucles, ainsi que les effets sonores empruntés à la musique concrète, ont fait de ce morceau une œuvre révolutionnaire extraordinaire dans la musique pop de l'époque.

Si l'on prend ***Rain*** (22) au second degré, la chanson, qui utilise également des bandes magnétiques inversées émane d'une expérience sous acide.

John évoque un univers où les éléments peuvent s'intégrer de manière harmonieuse (soleil et pluie), si toutefois l'homme prend du recul sur cet univers.

Il considère que l'état d'esprit d'un individu prévaut sur le monde qui l'entoure, et que la vision peut transcender la réalité (thème déjà évoqué dans d'autres chansons comme *there's a place*).

Évoquant une comparaison entre l'idéalisme symbolisé par le soleil et le matérialisme évoqué par la pluie, John porte délibérément un regard candide d'enfant sur l'univers, et critique au passage le comportement étriqué de ses contemporains :

*(If the rain comes they run and hide their heads, they might as well be dead...).*

Lennon signe ainsi l'une de ses premières compositions moralisantes. Elle préfigure d'autres chansons comme *Strawberry Fields forever*, et son rôle de porte-parole quasi divin qu'il incarnera épisodiquement quand il se prendra pour Jésus :

*(I can show you... can you hear me...).*

***Doctor Robert*** (23) fait allusion au Docteur Robert Freymann, médecin New Yorkais qui distribuait avec largesse ses amphétamines à la Jet Set de l'époque. Cette chanson n'est pas à proprement parler une chanson **Cortical Droit**, cependant l'histoire qui est contée illustre la provocation d'une société Cerveau Droit émergente qui s'affiche ostensiblement contre l'establishment.

Il est probable que John, que l'on savait joueur et manipulateur, ait composé ***And Your Bird Can Sing*** (24) pour s'amuser, rendant le texte volontairement ésotérique, n'ayant pour vrai message que l'opposition du **Cortical Gauche** analytique et empreint de certitudes, incapable de comprendre et d'appréhender le **Cortical Droit** créatif et libre :

*(You tell me that you've got everything you want, and your bird can sing, but you don't get me...)*

***I'm Only Sleeping*** (25) est autographique, et met en scène la vie paresseuse de John dans son manoir de Kenwood.

Apologie d'une vie oisive et de rêveries au lit, cette chanson **Cortical Droit** (et Limbique Droit) annonce *Watching the Wheels.*

Cette chanson relatant une soirée d'août 1965, réunissant dans une maison de Los Angeles plusieurs célébrités dont Peter Fonda, ***She Said*** (26) fait référence à une de ses expériences sous LSD lors de laquelle Fonda, observant George Harrison, qui était en plein *trip,* déclara en présence de John : *« I know what it's like to be dead »* (Je sais ce que c'est d'être mort), allusion au jour où s'étant accidentellement blessé avec un revolver, il faillit succomber sur la table d'opération.

John rétorqua, incrédule à Peter Fonda : *« You make me feel like I've never been born... who put that crap in your head... ».*

(Tu me donnes le sentiment de ne jamais être né… Qui t'a mis ces conneries dans la tète…). *She Said* est probablement une des chansons les plus créatives de Lennon.

**De *Strawberry Fields Forever* à *All You Need Is Love***

Compositions Cortical Droit/Limbique Droit

À l'origine, l'album *Sergeant Pepper's Lonely Hearts Club Band* était destiné à devenir un disque ayant l'enfance pour thème.

Composée en Espagne par John pendant le tournage du film *How I won the war, la chanson* ***Strawberry Fields Forever*** (27) a pour origine la référence Limbique de l'enfance Liverpudlienne de John.

Se remémorant l'orphelinat situé à Woolton, dans le parc duquel il avait coutume d'aller jouer, grimper aux arbres et laisser libre cours à ses rêveries en solitaire, John exprime sa difficulté à partager sa vision de la vie avec les autres :

*(No one I think is in my tree…).*

Le LSD occultant la confiance qu'il avait en lui, John livre une fois de plus à la fois ses incertitudes, le vide qui l'habite à cette période, réaffirme son sentiment de supériorité (Génie ou fou ?), sa rébellion vis-à-vis de l'institution ainsi que sa quête de l'enfance insouciante, faisant de cette chanson à la musique d'influence psychédélique, une composition majeure **Cortical Droit et Limbique Droit.**

Compositions Cortical Droit

L'idée originale de ***A Day In The Life*** (28) vient de John, même si la partie du milieu est imputable à la plume de Paul.

Suggérant que la vie est un rêve et que nous avons le pouvoir de la magnifier, cette chanson transcende la réalité, faisant tour à tour référence à l'actualité relatée dans les journaux *(I read the news today oh boy…),* à des faits-divers comme le tragique accident de voiture de Tara Browne, aristocrate millionnaire mondain ami des Beatles

(*He blew his mind out in a car…*), à un article du Daily Mail du 17 janvier 1967 qui relate le mauvais état des routes autour de Blackburn (*Four thousand holes in Blackburn, Lancashire…*) ainsi qu'à l'histoire britannique contemporaine *(The English army had just won the war…).*

L'univers cosmique engendré par la musique, les allusions au hashish et aux rêveries (*Had a smoke…*) ainsi que des paroles faisant référence à la drogue (*We'd like to turn you on…)* firent que cette chanson fut interprétée par le public comme une provocation incitant à la consommation de produits hallucinogènes. Même l'image des 4000 trous de Blackburn fut traduite comme une allusion aux traces laissées par des seringues sur le corps d'un drogué…).

Il est difficile de composer une chanson plus **Cortical Droit** que ***Lucy In The Sky With Diamonds*** (29). Composée à partir d'un dessin de son fils Julian et de rêveries inspirées de « *De l'autre côté du miroir* » de Lewis Carroll, il semble surprenant que cette œuvre dont le titre présente les initiales LSD n'ait pas de lien direct ave la drogue du même nom, malgré les dénégations de John qui a toujours affirmé que le titre était imputable à son fils (ce qui est en partie vrai).

Les cravates en pâte à modeler sont issues du Goon Show, et l'univers surréaliste décrit par John reflète une fois de plus que ce dernier était convaincu que ses visions psychédéliques avaient un lien direct avec la réalité.

***I Am The Walrus*** (30) est également une oeuvre **Cortical Droit** pour des raisons différentes. Inspirée par la musique lancinante d'une sirène de police perçue lors de ses rêveries dans son manoir de Weybridge, cette composition aurait pour origine le fait que John, ayant appris que des élèves de son ancien Lycée de *Quarry Bank* analysaient en classe ses chansons, décida par jeu d'en composer une, au contenu délibérément incompréhensible et absurde, incluant des locutions inventées (expert, texpert, crabalocker…). Cependant, au-delà du jeu auquel s'est prêté Lennon, cette composition se positionne contre l'institution, le système éducatif, la culture, la législation, la police et la religion :

*(Corporation tee-shirt, stupid bloody Tuesday... Pretty policemen in a row... sitting in an english garden waiting for the sun... Expert texpert choking smokers...).*

Compositions Limbique Droit

Suite à une visite chez un antiquaire, John acheta une affiche qui représentait une publicité pour un cirque de l'époque victorienne, dirigé par Pablo Fanque.

Reprenant en grande partie le contenu du texte du poster, John imagina de faire revivre dans ***Being For The Benefit Of Mr. Kite*** (31), l'atmosphère et les odeurs de sciure du cirque.

Restituant de manière kinesthésique l'ambiance victorienne évoquée dans l'affiche, que ce soit dans les paroles, mais aussi dans la musique composée à partir d'harmoniums, d'orgues, d'harmonicas et de bandes magnétiques en boucle, cette chanson est empreinte d'une créativité et d'une authenticité remarquables qui fait appel aux sens et à la réminiscence d'une époque surannée rappelant l'enfance.

***Getting Better*** (32) fait partie des rares chansons de l'époque dont les paroles ont été co-composées par Lennon et McCartney. Elle oppose l'optimisme de Paul (*It's getting better all the time*…) et le pessimisme de John (*It can't get worse...).*

Elle met en évidence l'agressivité qui habitait John dans sa jeunesse, avant que celle-ci ne soit assouplie par le LSD :

*(Me used to be angry young man... I used to be cruel to my woman, I beat her and kept her apart from the things that she loved...).*

***Good Morning, Good Morning*** (33*)*, est une composition directement issue de la paresse douillette de John, qui passait ses journées sur un canapé à regarder des sitcoms comme « *Meet the wife* » à la télévision.

La léthargie de Lennon fut brusquement perturbée par un spot publicitaire vantant les mérites d'une célèbre marque de Corn flakes, dont la publicité disait *:*

*« Good morning, good morning. the best to you each morning, sunshine breakfast, Kellogg's cornflakes, crisp and full of fun* ». (Bonjour, bonjour, le meilleur de la matinée est le petit-déjeuner ensoleillé que vous apportent les cornflakes Kellogg, croquants et parsemés de plaisir).

Nous placerons donc de façon indulgente cette chanson sous la rubrique « **Limbique Droit** », qui si elle a eu pour mérite de réveiller John de sa torpeur, aurait pu sans dommage ne jamais être enregistrée.

***Baby, You're A Rich Man*** (34) fait référence aux Beautiful people (les hippies de l'époque). L'homme riche mentionné est Brian Epstein, l'impresario des Beatles. Faisant allusion à la richesse intérieure bien supérieure à la fortune, cette composition **Limbique Droit**, n'a manifestement pour prétention que d'être le reflet de l'époque.

Elle vante les mérites de l'amour et de la beauté intime de l'homme, et préfigure *All you need is Love* enregistrée un mois plus tard.

***All You Need Is Love*** (35) est une chanson emblématique du « *Summer of Love* » composée pour répondre à une commande de la BBC qui devait diffuser la première émission planétaire diffusée par satellite. Enregistrée en pleine guerre du Vietnam, *All you need is love* prône l'amour universel, et annonce *Give peace a chance* ainsi que d'autres chansons de propagande comme *Power to the People*.

### De ***Revolution*** à ***Good Night***

Compositions Cortical Droit

Enregistré en juin 1968 et directement inspiré par les émeutes étudiantes de Mai 1968 en France**,** ***Revolution*** (36), incarne la fin de l'été de l'amour, coïncidant avec l'assassinat de Martin Luther King et de Robert Kennedy les émeutes raciales aux Etats-Unis, les manifestations contre la guerre au Vietnam et préfigure l'invasion de la Tchécoslovaquie par les chars soviétiques le 21 août de la même année.

Contrairement à ce que beaucoup ont pensé, cette chanson est moins l'œuvre d'un révolutionnaire engagé que celle d'un artiste à qui le milieu *underground* avait demandé de se positionner.

À la stupeur de ceux qui espéraient un message clair de la part de John, la seule réponse fournie par ce dernier résida dans le message que la révolution devait surtout passer par un changement des mentalités et aucunement par l'idéologie ou l'action violente :

*(You can count me out... You better free your mind instead...).*

Le refus d'engagement de John se concrétisa cependant dans la version lente de la chanson par les paroles *Count me out... in*, ce qui en dit long sur les contradictions permanentes de Lennon, écartelé entre son image de rebelle Cortical Droit et ses convictions pacifistes.

Comme il l'avait déjà fait dans *I am the Walrus*, ***Glass Onion*** (37) est l'illustration de l'humour **Cortical Droit** de John.

Jouant sciemment avec les compositions précédentes des Beatles et avec les fans essayant de découvrir un sens caché dans les chansons, John utilise des souvenirs simples en les intellectualisant de manière énigmatique.

Les *Bent backed tulips* n'étaient en réalité que les verres en forme de tulipes, utilisés dans un restaurant londonien à la mode, le *Parkes,* et dont les pétales avaient été retournés.

*The cast iron shore* est le nom donné à une plage de sable noir situé près de Liverpool.

La référence au *Walrus* (Morse), lorsqu'il dit « *The Walrus was Paul* », n'est qu'un jeu destiné à brouiller les pistes, sachant qu'à cette époque une rumeur laissait entendre que Paul était mort, rumeur alimentée par le fait que certaines cultures, le morse était le symbole de la mort.

**Revolution 9** (38) est une composition avant-garde **Cortical Droit** de John et Yoko, enregistrée deux semaines après *Two Virgins*.

Ce collage cacophonique de plus de huit minutes inspiré par le LSD, est fait de chœurs, de bandes magnétiques inversées, d'applaudissements, de gémissements divers et d'extraits musicaux censés représenter une image de la révolution, ponctué par une voix répétant inlassablement *number nine, number nine...*

Largement inspirée par les collages de Burroughs, de Hamilton ou des musiques expérimentales de Cage ou Stockhausen (qui avait composé en 1967 le collage *Hymnen*), *Revolution 9* renforça aux yeux du public l'image de John comme l'innovateur et le créatif des Beatles.

Nous verrons dans les chapitres suivant que cette représentation est en partie erronée et que Paul McCartney était bien plus avant-garde que John, et qu'il s'intéressait à la musique concrète et aux collages bien avant son partenaire musical, ayant même composé une œuvre plutôt similaire dix-huit mois auparavant.

Compositions Limbique Droit

Lors de son séjour en Inde avec les autres Beatles, John fit la connaissance de Prudence Farrow, la sœur de l'actrice Mia Farrow. Adepte inconditionnelle de la méditation transcendantale du maharashi Mahesh Yogi, Prudence passait des heures enfermée dans sa chambre. La chanson ***Dear Prudence*** (39) raconte l'invitation de John à sortir de son isolement mystique pour rejoindre les autres dehors.

*(Dear Prudence, Won't you come out to play... dear Prudence, let me see your smile...).*

La générosité **Limbique Droit** qui empreint cette chanson est inhabituelle dans une chanson de John, et son attitude pour une fois tournée vers autrui mérite d'être soulignée.

***The Continuing Story Of Bungalow Bill*** (40) se réfère à un étudiant américain nommé Richard Cooke, qui fit un bref séjour à Rishikesh. Archétype du jeune Américain *(He is the all american bullet-headed saxon mother's son...*), l'histoire raconte l'épisode où il tua un tigre lors d'un safari à dos d'éléphant, ainsi que les reproches auxquels Cooke dut faire face à son retour *(Hey, Bungalow Bill, what did you kill...).*

Cette chanson enfantine **Limbique Droit** dont le titre reflète les régulières permutations de John dans les mots (manifestation de la dyslexie), évoque bien évidemment Buffalo Bill.

John a utilisé le mot *bungalow* dans la mesure où les adeptes étaient logés dans ce type d'habitation.

***Happiness Is A Warm Gun*** (41) est un patchwork créatif Cortical Droit, réalisé dans une intention **Limbique Droit**. John se rémémora une publicité qu'il avait lue dans le journal de *l'America's National Rifle Association* (Happiness is a warm gun).

Il vivait alors avec Yoko Ono, était devenu obsédé par le sexe, et créa immédiatement une analogie entre une arme et l'acte sexuel.

Sur le plan anecdotique, John raconte au passage l'histoire véridique d'un homme qui avait fixé des miroirs au bout de ses chaussures afin de regarder sous les jupes des femmes à leur insu :

*(The man in the crowd with the multicoloured mirrors on his hobnail boots…)*, ou le contenu d'un article de journal racontant l'histoire d'un homme qui s'était fabriqué de fausses mains en plastique qu'il posait sur le comptoir des magasins, en profitant pour voler des objets qu'il dissimulait sous son manteau *(Lying with his eyes while his hands are busy working over time…).*

Les allusions sexuelles sont tournées vers Yoko qu'il appelait *Mother Superior* (Mère Supérieure).

Yoko symbolisait le transfert entre sa mère et son besoin de domination :

(*The touch of the velvet hand… to jump the gun… and I feel my finger on your trigger…),* sans compter les références à la drogue dont il était quelquefois privé en Inde *(I need a fix 'cause I'm going down…).*

Les fréquentes insomnies de John résultant de la méditation, de sa privation de drogue et d'alcool ainsi que de ses problèmes conjugaux avec Cynthia, rejaillissent dans ***I'm so Tired*** (42).

Alors que *I'm only sleeping* est une chanson imaginative Cortical Droit, *I'm so Tired*, n'est qu'une manifestation **Limbique**, relatant son désir de boire un verre et de fumer une cigarette.

***Julia*** (43) matérialise le transfert de son amour pour sa mère Julia vers Yoko. Créant une fusion affective entre les deux femmes, appelant même Julia par le prénom de Yoko, qui signifie en japonais « enfant de l'océan » *(Ocean Child*), cette chanson qui même si elle ne revêt par la profondeur cathartique de Mother ou de My Mummy's Dead qu'il composera plus tard, est strictement **Limbique Droit**, si on excepte les références Cortical Droit au poète Libanais à la mode Kahlil Gibran, à l'inspiration Haiku et à son recueil de poèmes *Sable et Ecume*, dont il utilisera deux des vers. (*Half of what I say is meaningless, but I say it so the other half may reach you…*)

Reflétant l'état dépressif suicidaire de John, résultant de son incapacité à avouer à Cynthia ses infidélités et à rompre son mariage pour vivre avec Yoko Ono, qu'il savait être la femme de sa vie**, *Yes Blues*** (44) est l'une de ses chansons **Limbique Droit** (Sous stress) les plus désespérées : *(Yes I'm lonely, wanna die… I feel so suicidal…).*

Quand on écoute la maquette de ***Sexy Sadie*** (45), on comprend que La Sexy Sadie de la chanson est en réalité le Maharashi, à qui il adresse une volée de bois vert.

Les mots utilisés dans la première version de la chanson étaient : *Maharishi, what have you done…, you made a fool of everyone*, qui devint *Sexy Sadie, what have you done...*

Profondément désappointé et furieux contre l'ancien maître spirituel, à qui il reprochait sa vénalité et son esprit manipulateur *(However big you think you are...)*, John masqua prudemment sa critique derrière l'histoire d'une fille qui méprise les hommes, alors qu'il s'agit bel et bien d'une composition **Limbique Droit.**

***Cry Baby Cry*** (46) a été construit sous la forme d'une chanson pour enfant, probablement inspirée par la comptine anglaise *Sing a song of Sixpence.*

Vivant en quasi-permanence avec l'ombre de sa propre enfance, le titre de la chanson vient à nouveau d'une publicité que John avait entendue : *Cry Baby cry, make your mother buy...* (Pleure mon petit, pleure afin que ta mère t'achète quelque chose...).

Composée pour son fils Julian, le sentimentalisme de ***Good Night*** (47) est atypique dans les compositions de John, préfigurant cependant *Beautiful boy* qu'il écrira pour son fils Sean. Beaucoup penseront que Paul McCartney était le créateur de cette ballade.

### De *Dig a Pony* à *Come Together*

Nous ne nous hasarderons pas à faire des commentaires sur des chansons telles que ***Dig a pony, Dig it, Day After 909, Don't let me down, Across the Universe*** ou ***the Ballad of John and Yoko***, auxquelles on peut seulement attribuer le mérite de la simplicité.

Bien sûr, des compositions de John dans l'album *Abbey Road* des Beatles présentent un intérêt esthétique **Cortical Droit**, comme ***Because*** (48) ou ***Sun King*** (49), mais la vision cosmique qu'on y découvre doit probablement plus aux effets de l'héroïne qu'à une créativité débordante.

De même, ***Mean Mr. Mustard, Polythene Pam*** ou ***I Want You***, au-delà de la qualité musicale ne sont que des bribes de chansons mises bout à bout dans un medley au demeurant fort réussi…

***Come Together*** (50) échappe à ce constat.

Composition **Cortical Droit**, visant l'establishment et les fondements de la culture occidentale, la chanson devait à l'origine être l'hymne de campagne de Timothy Leary, qui se présentait au poste de gouverneur de Californie, le slogan de sa campagne étant : *Come together, join the party.*

La chanson fait référence à *You can't catch me* de Chuck Berry, à Muddy Waters (*I got my mojo working*) et au culte vaudou, mais l'utilisation erratique d'associations de mots ainsi que le message libertaire imprégné de la culture hippie de l'époque ont fait de cette œuvre un emblème éternel de la contre-culture.

Positionnement des 50 compositions

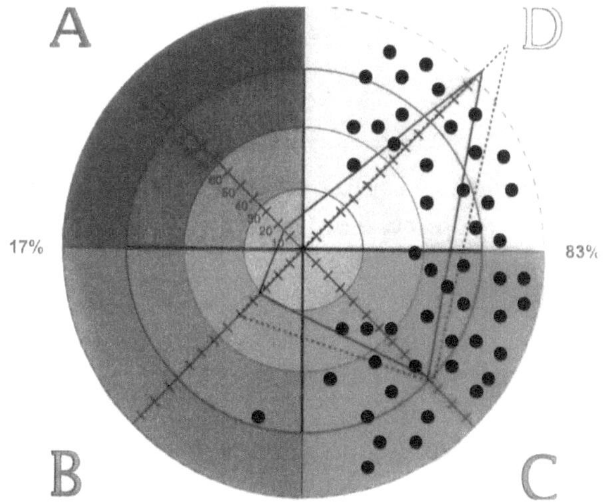


*Copyrights Herrmann International 1988/2004*

## De *Give Peace A Chance* à *Watching The Wheels*

Après la séparation des Beatles, comme nous n'avons vu dans le chapitre précédent, John a composé bien d'autres chansons, que celles-ci soient l'émergence du **Cortical Droit** de John (*Give peace a chance, Power to the People, Imagine, Watching the Wheels…*) ou **Limbique Droit** (*Happy Xmas, Jealous Guy, Beaulifful Boy,…).*

Cependant l'album qui reflète probablement le mieux sa personnalité, et finalement résume sa vie, liant passé et présent, est issu de sa thérapie sur le Cri Primal avec le Docteur Arthur Janov : John Lennon/Plastic Ono Band.

Les compositions y figurant déchirent les enveloppes **Cortical et Limbique Droit**, jusqu'à la chanson *God* qui symbolise de manière bipolaire le **Profil des Préférences Cérébrales de John.**

Compositions Limbique Droit

Les compositions Limbique Droit de l'album expriment de manière **bipolaire**, **souffrance** et **amour**, **espoir** et **désespoir.**

***Mother,*** s'ouvre sur le son lugubre d'une cloche d'église, symbolisant l'enterrement de sa mère Julia.

John, persuadé que la cause fondamentale de ses souffrances était directement liée à un traumatisme dans l'enfance, exprime ici dans un cri cathartique, enveloppé de reproches, la douleur qu'il a ressentie lorsqu'elle l'a abandonné :

*(Mother, you had me, but I never had you...).*

La chanson ***My mummy's dead*** (qui conclut l'album), symbolise le travail de deuil que John vient enfin d'accomplir à l'age de 30 ans.

***Isolation, Hold On John, Remember et My Love***, illustrent pleinement la bipolarité affective imprégnant la personnalité si complexe de Lennon.

**La bipolarité** quasi-permanente révélée dans l'analyse des 50 compositions **Cortical Droit et Limbique Droit** de l'époque Beatles s'exprime pleinement dans les deux autres chansons de l'album.

Compositions Cortical et Limbique Droit

Dans ***Working Class Hero,*** est l'une des chansons les plus radicales de John. Il y exprime l'identité qu'il a toujours ressentie. Percevant amèrement que la société n'a guère changé, malgré *les Sixties*, et que celle-ci n'a engendré que des êtres drogués par la religion (l'opium du peuple), le sexe et la télévision, il y exprime également ses souffrances :

*(They hurt you at home and the hurt you at school... They hate you if you are clever and they despise a fool...)*, faisant clairement allusion à son sentiment intime d'être soit un fou ou un génie.

John renie dans ***God*** les idéologies ainsi que les personnes auxquelles il avait cru depuis ces dernières années : Jesus, Bouddha, Elvis, Dylan, la bible, le I Ching, Kennedy, Gita, les Beatles...), tentant, conoclaste, de tuer le côté rebelle et idéaliste de son **Cortical Droit**, pour se recentrer sur son **Limbique Droit** :

(*The dream is over...* Just believe in me... Yoko and me...).

***God*** **symbolise la fin du rêve des sixties.**

**La musique de John Lennon**

En 1851, Broca avait identifié que le centre du langage était situé dans **l'hémisphère gauche** du cerveau, et l'on a longtemps estimé que la musique dépendait essentiellement de cet hémisphère.

Des recherches plus avancées ont démontré que cette affirmation était fort contestable :

Par exemple, pourquoi le compositeur Vissarion Chébaline, dont l'hémisphère gauche avait été presque totalement détruit à 57 ans après une hémorragie cérébrale parvint-il à composer 30 œuvres dont deux sonates et une symphonie ?

C'est ainsi qu'à partir des années 1960, la théorie selon laquelle la musique se situait plutôt dans **l'hémisphère droit** commença à s'imposer, notamment appuyée par les travaux de scientifiques comme Brenda Milner et Doreen Kimura.

Aujourd'hui, même s'il est hasardeux de localiser la musique dans une partie spécialisée du cerveau, les spécialistes s'accordent à penser que puisque **l'hémisphère gauche** héberge la partie « éduquée » de notre cerveau, celui-ci influe sur l'aspect expert et normatif de la musique, alors que **l'hémisphère droit** est le creuset de l'improvisation et de la créativité musicale.

Au cours des années 1980, la théorie des préférences cérébrales a permis de démontrer que *l'oreille musicale* directrice des droitiers non musiciens (utilisant de façon préférentielle l'oreille gauche, alors que les gauchers utilisent l'oreille droite) se localisait dans **l'hémisphère droit.**

Les études portant sur les sujets musiciens ont mis en évidence que l'oreille droite était généralement sollicitée, c'est-à-dire l'oreille liée au **Cerveau Droit**.

De même, si l'on se réfère aux différentiations établies vers le milieu du XX ème siècle par des scientifiques français qui ont réussi à distinguer de manière formelle et reproductible les divers paramètres de la musique (Mélodie, harmonie, hauteur tonale, timbre, rythme, intervalles…), ces paramètres se localisent dans différentes parties du cerveau.

La notion d'**intervalle** définit l'écart entre deux notes.

Si l'intervalle entre ces deux notes est simultané, on parlera d'**harmonie**, en revanche, on parle de **mélodie** si les notes sont jouées successivement.

L'expression musicale harmonique néglige la notion de temps, de mémoire, de lexique musical, de règles.

Elle se veut délibérément intuitive, créative et a pour dessin de véhiculer pensée et sentiments, le son devenant le medium du message.

**L'harmonie est localisée dans le Cerveau Droit**

La musique et le chant de John Lennon s'appuient généralement sur la préférence **harmonique**, même si ses compositions prenaient en compte le contour mélodique.

Des chansons comme *The Word, Rain, I Want To Tell You, Tomorrow Never Knows, I Am The Walrus, Baby You're A Rich Man, I Want You She's So Heavy* en sont les meilleurs témoignages.

**La hauteur tonale** représentant la vibration des notes, le ton monocorde et les faibles variations chromatiques de nombreuses compositions de Lennon en font des **chansons horizontales**.

# Chapitre 4
# Les préférences cérébrales de Paul McCartney

## Genèse

James Paul McCartney naît le **18 juin 1942** à l'hôpital de Walton de Liverpool.

James est le prénom de son arrière grand-père, de son grand père ainsi que de son père.

Ce dernier, surnommé Jim est représentant en coton. Il est protestant (Church of England), même s'il deviendra plus tard agnostique

Sa mère Mary est catholique et exerce la profession de sage-femme.

Baptisé catholique, même si la religion n'influence guère son éducation, il grandit dans un foyer d'origine modeste, qu'on peut qualifier de prolétarien (working class), contrairement à John Lennon qui appartenait plutôt à un milieu « classe moyenne ».

Il grandit dans un univers chaleureux, avec son frère Peter Michael, de deux ans son cadet.

Ses parents croyant fermement aux vertus de l'épanouissement personnel, Paul vit une enfance sereine et heureuse (**Limbique Droit** optimiste).

Il déclara plus tard que c'est la chaleur de cet environnement qui l'a conduit à être si ouvert sur le plan sentimental (**Limbique Droit** extraverti).

Le dimanche, la famille McCartney va fréquemment se promener aux alentours du village de Hale, distant de quelques kilomètres. Paul déclarera que cet endroit a instillé en lui l'amour de la nature (**Limbique Gauche**).

En dehors de ses ballades, de ses jeux dans les terrains vagues dévastés par les bombardements allemands et d'une brève expérience chez les scouts (tradition **Limbique Gauche**), son père lui apprend très vite des rudiments de piano.

Jim McCartney est un pianiste et trompettiste autodidacte. Passionné de jazz (**Cortical Droit)** il joue certains soirs avec son groupe, le Jim Mac's Jazz Band.

Sur le piano droit, il initie Paul « à l'oreille », aux changements d'accords en utilisant une pédagogie **Cortical Droit.**

Il le sensibilise à la notion d'harmonie **(Limbique Gauche**), qui restera le signe différentiateur de Paul pendant toute sa carrière musicale.

Mais souhaitant apporter à Paul une formation académique structurée (approche cognitive **Cerveau Gauche**), qui ne pouvait pas lui apporter, il lui fait donner des leçons.

La douzaine de cours qui lui sont dispensés par une vieille dame ne font que rebuter Paul, qui abandonne pour aborder la musique à l'oreille et à l'instinct (**Cortical Droit**).

Comme John Lennon, Paul n'a jamais su lire ni écrire la musique.

À Noël, Paul joue de vieilles chansons au piano, sous les yeux admiratifs de sa famille. Car Paul apprend vite, très vite. Il mémorise les mélodies, apprend des ballades que sa famille et lui affectionnent particulièrement (**Lim-**

**bique**) sur lesquelles il s'entraîne pendant des heures (**Limbique Gauche**).

**À 11 ans**, à la fin de ses études primaires à la *Joseph William School*, il est admis par sélection à la meilleure *grammar school* de Liverpool, le *Liverpool Institute*.

Cette école qui fermera ses portes en 1985, deviendra à partir de 1993, un institut consacré aux arts (*Liverpool Institute for Performing Arts*).

Cette année, illustrée par le couronnement de la reine Elisabeth II, à l'issue d'un concours de rédaction où il obtient le premier prix, il choisit comme récompense, parmi les livres proposés, un livre d'art moderne, qui l'introduit aux œuvres de Picasso et de Dali (Choix **Cortical Droit**).

Élève sage et discipliné (**Limbique Gauche**), Paul poursuit des études normales, stimulé par sa mère qui souhaite en faire un médecin, et par son père qui nourrit pour lui des ambitions de scientifique. Cependant Paul se sent plus motivé par les matières littéraires et artistiques (**Cerveau droit**) que par les matières techniques (**Cerveau gauche**).

Paul parcourt en bus à impériale (double-deckers) le trajet qui le conduit à l'école. Il aime s'installer à l'étage, d'où il peut observer, mais aussi fumer une cigarette, à l'abri du regard du conducteur.

Ces souvenirs d'enfance resteront gravés dans sa mémoire et inspireront plusieurs chansons dont *A day in the life*.

À cette époque, la radio se limite essentiellement aux trois stations de la BBC, où l'on peut écouter, entre des émissions culturelles, Frank Sinatra ou Doris Day.

Cependant, en octobre **1954**, sort en Grande-Bretagne le premier disque Rock n'roll à succès.

Il s'agit de *Sh-Boom*, une chanson interprétée par les *Crew Cuts.*

L'année suivante, à la sortie de leur concert au Liverpool Empire, il demandera un autographe au groupe. Ce jour-là, il découvrira qu'une star peut être accessible (**Limbique Droit**). Il ne l'oubliera pas.

Ce n'est qu'en Mai **1956** qu'Elvis Presley ouvre en Grande-Bretagne la porte du Rock n'roll avec *Heartbreak Hotel.*

Liverpool étant à l'époque un port dynamique avec de nombreuses liaisons avec les Etats-unis, de nombreux disques rock n'roll arrivent en priorité dans la cité.

Plus tard, l'exotique *Radio Luxembourg* fera déferler en Europe d'innombrables chansons *skiffle* ou *Rock 'n roll.*

Le 31 octobre **1956**, alors que Paul a **14 ans**, sa mère Mary décède d'un cancer.

Quand Paul fera la connaissance de John, cette expérience commune (**Limbique Droit**), les rapprochera.

Les McCartney sont soutenus dans cette épreuve par une communauté familiale étendue, mais Paul vit très difficilement cette brusque disparition. Traumatisé, il décide de se protéger de cette douleur en s'entourant d'une impénétrable cuirasse, et en se réfugiant dans la musique.

Toute sa vie, Paul adoptera ce type de comportement (**Limbique Gauche**), par exemple le 9 décembre 1980, quand il apprendra l'assassinat de John Lennon, ou quand il sera informé du décès de son père en 1976.

Dans toutes ces circonstances, il affichera ce type d'attitude, suscitant incompréhension et critiques de la part de son environnement et du public.

Paul a généralement été perçu comme doux et gentil, tandis que John était considéré comme dur et cynique. Cependant, comme le déclarera Linda McCartney, la dureté de Paul ne transparaît pas à la surface.

Alors que l'instabilité de l'enfance de John a conduit ce dernier à adopter un comportement extraverti souvent empreint de dureté, cachant une douceur introvertie, la douceur et le confort de l'univers de Paul, ainsi que son éducation ont conduit celui-ci à afficher un comportement extraverti affable dissimulant une dureté introvertie. Du reste Paul avouera lui-même qu'il est parfaitement capable de mordre, et que le tandem possédait de façon ambivalente ces deux composantes.

Pour ses **14 ans**, son père lui avait offert une trompette, qu'il troque rapidement pour une guitare acoustique Zenith.

Paul est **gaucher**, (rappelons que les gauchers ont des dispositions naturelles pour **passe**r aisément **d'un hémisphère du cerveau à l'autre)**, il joue de la guitare à l'envers.

C'est ainsi qu'il compose à **14 ans**, juste après le décès de Mary sa première chanson **Limbique droit** (*I lost my little girl*).

Même si cette première œuvre ne traite pas de la disparition de sa mère, on ne peut s'empêcher de faire un lien avec cet événement.

En dehors de ses études, Paul s'entraîne pendant des heures, omme un bon ouvrier (**Limbique Gauche**) sur « *Tutti Frutti* », « *Twenty flight rock* » ou « *Long Tall Sally* ».

**À 15 ans**, le 6 juillet 1957, il fait la connaissance de John Lennon à la fête de Woolton.

**À 16 ans**, il compose *When I'm sixty-four.*

En marge des nombreuses séances de travail avec John, pendant lesquelles ils composent leurs premières chansons et écoutent assidûment Chuck Berry, Fats Domino ou Jerry Lee Lewis, il commence à s'intéresser à d'autres domaines **Cerveau Droit.**

La poésie le passionne, en particulier *Chaucer*, mais aussi *Dylan Thomas*, le théâtre (*Shakespeare, Oscar Wilde, Bernard Shaw*), la littérature (*Tennessee Williams, John Steinbeck, Thomas Hardy*).
Il assiste régulièrement à de nombreuses pièces de théâtre au *Liverpool Playhouse* et au *Royal Court.*

À cette époque, il compose un poème d'inspiration surréaliste intitulé *the worm chain drags slowly,* et commence à être attiré par l'art moderne.

Il s'imagine alors devenir artiste, et ressent intuitivement qu'il emmagasine de la matière pour plus tard.

Malheureusement, il doit redoubler sa dernière année de Grammar school (*6th form*).

**En 1960,** Paul a **18 ans**, lorsque les Beatles obtiennent un engagement à Hambourg.
Il est encore scolarisé, mais décide de tenter l'aventure (**Cortical Droit**) et parvient à convaincre son père de le laisser partir avec une autorisation de sortie du territoire.
N'oublions pas que le service militaire britannique (*National service*) durait deux ans, et qu'il n'a été aboli qu'en novembre 1960.

On peut du reste imaginer que les Beatles n'auraient peut-être jamais existé si Ringo, John et Paul avaient été conscrits.

À cette époque, la plupart des groupes de Rock de Liverpool étaient constitués de musiciens issus de la classe ouvrière n'ayant guère fait d'études. Paul et John seront une exception à cette règle, en accomplissant un cursus d'études secondaires dans une *Grammar school.*

Après le séjour à Hambourg, suite à la brusque expulsion de George Harrison, Paul, déconfit, rentre à Liverpool. Sur injonction de son père, il cherche du travail, et devient balayeur chez *Massey and Coggins*, une usine de bobinage électrique.

Malgré l'insistance de John et George, qui le poussent à quitter ce métier pour les rejoindre, Paul choisit dans un premier temps la sécurité (**Limbique Gauche**) et devient ouvrier. Finalement, pris de remords, il quitte brusquement l'usine pour ne jamais plus y revenir.

Ils obtiennent alors leur premier engagement à la *Cavern.*

**À 19 ans**, en **1961**, il accompagne John à Paris en stop. Il y découvre Montmartre et ses artistes, les pantalons « pattes d'éléphant » et l'existentialisme de Jean-Paul Sartre.

Entre **1963** et **1966**, pendant la Beatlemania, Paul fréquente assidûment le *Swinging London.* Il fait alors la connaissance de Jane Asher, jeune comédienne de renom.

Elle joue depuis l'âge de cinq ans, et est connue au théâtre, au cinéma et à la télévision.

Issue d'une famille de la haute société londonienne, Jane réside avec sa famille à Wimpole Street, un quartier huppé de Londres. Son père, le docteur Richard Asher est un célèbre psychiatre et sa mère Margaret, un éminent professeur de musique. Peter, le frère de Jane, deviendra vite un ami intime de Paul.

Paul est vite fasciné par la famille Asher, par les rencontres qu'il y fait, ainsi que par les discussions intellectuelles (**Cortical**) auxquelles il est associé. Il déclara plus tard qu'il était clairement plus attiré par le côté intéressant des contacts que par le sentiment d'ascension sociale que cela pouvait lui procurer.

L'organisation et la gestion de l'agenda le médusent. Son éducation ne l'avait guère familiarisé avec tant de rigueur, mais ce système structuré lui correspond bien, car selon Paul, la rigueur rend les choses plus faciles (**Limbique Gauche**).

Il vivra chez les Asher pendant trois ans, probablement autant attiré par l'aura de la famille que par la personnalité de Jane.

Il l'accompagne cependant « discrètement » à de nombreuses représentations théâtrales ainsi qu'à de multiples vernissages et cocktails et dîners.

Il fait la connaissance d'Harold Pinter, Arnold Wesker, Bertrand Russell, rencontre des cinéastes comme John Schlesinger, réalisateur de deux films culte, *Midnight Cowboy* et *Sunday bloody Sunday.*

À la même époque, il fréquente les salles de jeux de Londres, qui selon lui, fournissent une base d'observation remarquable (**Cortical Droit**).

Le **28 août 1964**, lors de leur deuxième tournée aux Etats-Unis, Bob Dylan fait découvrir à Paul (et John) la marijuana.

À cette époque, un grand nombre de musiciens de jazz s'adonnent à cette pratique. Dès lors, le cannabis et le vin remplacent les cigarettes et le whisky.

Cette expérience est une révélation et ses compositions, comme nous le verrons dans le chapitre suivant, en furent profondément imprégnées.

À partir de **1965**, Paul commence à chercher de nouvelles techniques musicales. Il s'amuse à inverser des bandes magnétiques, à faire des boucles. Il s'intéresse à Stravinsky mais également aux travaux de compositeurs de musique expérimentale et de musique concrète tels que Pierre Boulez, Karlheinz Stockhausen, John Cage, Max Mathews, Edgar Varèse, Cornelius Cardew et Luciano Berio (tous **Cortical Droit**).

Il découvre Alfred Jarry (**Cortical Droit**), son *Ubu Roi* et la pataphysique (auquel il fera référence dans la chanson *Maxwell's silver hammer)*

Cette même année, Paul participe au lancement d'Indica, une librairie et une galerie d'art d'avant-garde de Londres. Il y sera connu sous le pseudonyme de Ian Iachimoe.

Curieusement, dans la version originale de *Paperback Writer*, écrite sous la forme de lettre, la fin de la chanson se terminait par « *Yours sincerely, Ian Iachimoe* ».

Il y est initié à la poésie de la Beat Generation (**Cortical Droit),** rencontre William Burroughs (qui se rend fréquemment à Indica) et avec lequel il expérimente plusieurs *collages* musicaux, Lawrence Ferlinghetti, Jack Kerouac et Gregory Corso.

Il découvre le jazz d'avant-garde (**Cortical Droit**) de John Coltrane, Sun Ra ou Albert Ayler, mais aussi le blues de John Mayall.

Comme nous le voyons, durant cette période, Paul fait preuve d'une extraordinaire curiosité intellectuelle (**Cortical Droit**).

**En Octobre 1965**, Jane Asher rejoint la prestigieuse troupe du *Old Vic Theatre*. Dès lors, elle passera plus de temps à Bristol qu'à Londres, ce qui contribuera à leur future séparation.

En **1966**, il fait la connaissance de Robert Fraser, qui dirige une célèbre galerie de peinture à Londres.

Grâce à Fraser, Paul découvre la peinture contemporaine de l'époque (**Cortical Droit**), rencontre des artistes comme Andy Warhol, Richard Hamilton ou Peter Blake, qui réalisera plus tard la pochette de *Sergeant Pepper.*

En compagnie de Robert Fraser, Paul se rend dans une galerie d'art parisienne. Il y achète deux toiles de Magritte, *Gloria* et *La comtesse de Monte Cristo*. Ce sera le début de sa passion de collectionneur.

Paul est depuis longtemps fasciné par Magritte. Après la disparition de ce dernier en août 1967, il fera l'acquisition de plusieurs de ses œuvres, et sa future femme, Linda, lui offrira comme cadeau de Noël plusieurs objets ayant appartenu au maître (nostalgie **Limbique**).

La toile de Magritte, *Au revoir*, sera à l'origine du logo de la future maison de disques *Apple*, qui sera créée en Avril 1967.

Au cœur de cet univers avant-garde, Paul est présenté à de nombreux acteurs et réalisateurs tels que Michel Angelo Antonioni en train de tourner Blow-up.

**Au printemps 1966**, Paul et Jane s'installent dans la maison de Cavendish Avenue qu'il a achetée en Avril 1965, et qui curieusement ressemble à la maison des Asher.

La décoration est confiée à John et Marina Adams (qui avaient auparavant travaillé pour les Asher).
Paul déclara simplement qu'il désirait conserver les vitres anciennes datant de 1840 et leur transparence distordue (**Limbique Gauche**), et qu'il voulait retrouver l'odeur de chou venant des cuisines (**Limbique droit**).

Il vivra de manière bohème (**Cortical Droit**) dans cette demeure bourgeoise (**Limbique Gauche).**

La décoration deviendra vite éclectique, faisant cohabiter les meubles et objets traditionnels symboliques de l'empire britannique achetés chez les antiquaires (**Limbique Gauche**), les peintures contemporaines des artistes avant-garde du moment, de nombreux instruments de musique et du matériel d'enregistrement (**Cortical Droit**).

C'est là qu'il composera des chansons comme *Hey Jude* ou *Penny Lane.*

Madame Kelly, la gouvernante de la maison, qui avait été auparavant au service de l'aristocratie, doit accepter, consternée, de voir Paul substituer la salière et la poivrière en argent pour un ensemble en plastique.

Comme nous le verrons dans les pages suivantes, ce paradoxe illustre parfaitement les oppositions (ou complémentarités) des préférences cérébrales de Paul.

C'est **en 1966** que Paul prend pour la première fois du LSD en compagnie de son ami Tara Browne. Il renouvellera une deuxième fois l'expérience avec John Lennon, le 21 Mars 1967.

**Le 19 novembre 1966**, de retour à Londres d'un voyage au Kenya, Paul concocte le concept de *Sergeant Pepper*. Lassé d'être un Beatle, et souhaitant montrer au public qu'ils avaient grandi et mûri, il imagine de changer l'image du groupe et de créer un autre groupe, avec une identité différente (approche **Cortical Droit**).

À l'époque, de nombreux groupes de rock portent des noms invraisemblables tels que *Country Joe and the fish* ou *Quicksilver Messenger Service.*

À partir d'un *brainstorming* (remue-méninges) **Cortical Droit**, ayant pour origine le S et le P gravés sur une salière et une poivrière (encore ?) Salt and Pepper devient *Sergeant Pepper.*

Le reste en découla, ainsi que la nouvelle identité visuelle concrétisée par des moustaches et des costumes militaires (**Limbique Gauche**) transformés par des couleurs psychédéliques luxuriantes (**Cortical Droit**), symbolisant parfaitement le choc **Cerveau gauche/ Cerveau droit** des sixties.

À partir de *Sergeant's Pepper*, et pour compenser la paresse ou l'indifférence de John qui préfère vivre reclus dans son manoir de Weybridge, Paul à commence à libérer son côté dominateur et organisateur (**Limbique Gauche**).

Il prend les rênes du groupe, faisant d'extravagantes demandes pendant les enregistrements aux studios d'Abbey Road et donnant même des directives à leur producteur et arrangeur, George Martin.

L'enregistrement de chaque chanson prend alors presque autant de temps que la création d'un album.

Ses exigences sont nombreuses. Ainsi, pour l'enregistrement de *A day in the life*, Paul demande que les 41 membres de l'orchestre philharmonique, jouent en tenue de soirée, affublés de masques de carnaval (Contraste **Limbique Gauche/Cortical Droit**)

À l'initiative de Paul, la couverture de l'album est réalisée à base de collages par le peintre de pop art, Peter Blake.

En souvenir de son enfance, des gadgets sont insérés dans la pochette (**Limbique droit**), quitte à arriver à un coût de réalisation astronomique.

L'enregistrement de *Sergeant Pepper's Lonely Hearts Club Band* sera réalisé du **6 décembre 1966 au 4 avril 1967**, et aura nécessité 700 heures de travail en studio.

En **Janvier 1967**, en même temps que l'enregistrement de *Penny Lane*, qui finalement ne sera pas intégré dans l'album, les Beatles enregistrent une composition avant-garde de Paul (**Cortical Droit),** intitulée *Carnival of Light*, disque de musique expérimentale de quinze minutes, inspirée des *collages* de Cage et Stockhausen.

Curieusement, les innovations *avant-garde* de Paul, n'apparaîtront jamais aux yeux du public, qui lui attribuera une image plus traditionnelle que celle de John Lennon.

*Sergeant Pepper's Lonely Hearts Club Band* sort le **1er juin** et au-delà du contenu, la couverture deviendra un symbole-culte des sixties et permettra au pop art d'obtenir une légitimité artistique.

Le **19 juin**, au moment de la sortie de l'album, Paul avoue, pour la première fois, lors d'une interview sur ITN, avoir pris du LSD, ce qui entraîne une réaction scandalisée des médias, et même une désapprobation officielle du *British Minister of State*.

Il déclare même en privé à George Martin que l'album est essentiellement un album sur la drogue.

**Le même mois,** Paul compose la musique du film The *Family Way* (**Cortical droit**).

Après l'enregistrement de Sgt Pepper, Paul, boulimique de travail (**Limbique gauche**) et toujours à la recherche de nouvelles expériences, envisage un nouveau projet.

Depuis un certain temps, il réalise des films amateur et, se remémorant les *mystery tours* (voyages-mystère en car) de son enfance (les passagers ne connaissant pas le lieu de destination), il imagine de réaliser un film surréaliste (**Cortical Droit**).

Il est également influencé par le bus psychédélique de Ben Kesey (l'auteur du roman *Vol au-dessus d'un nid de coucou*) qui sillonne les Etats-Unis.

Avec un manque évident de préparation technique, le film est tourné dans le style *A bout de souffle* de Jean-Luc Godard. Bien que co-écrit par John et Paul, *Magical Mystery Tour* est pris en main par ce dernier qui veille à l'intendance et devient rapidement le metteur en scène officieux (**Limbique Gauche**).

Le film est acheté par la BBC qui malheureusement le diffuse en noir et blanc le **26 décembre 1967**, puis en couleur le 5 janvier 1968 est un fiasco, même si certains, dont Steven Spielberg diront plus tard que ce film expérimental influença leur oeuvre.

En **janvier 1968**, Paul et Jane Asher annoncent leurs fiançailles.

En **février** et **mars**, Paul accompagne les autres Beatles à Rishikesh en Inde, afin de participer à un stage de méditation transcendantale organisé par le Maharishi Mahesh Yogi.

Il sort perplexe de cette expérience, même si ce séjour lui apporte un peu de la sérénité dont il avait besoin suite au décès de Brian Epstein quelques mois auparavant.

Le **15 mai**, Paul et John annoncent à New York, la création d'Apple Corps.

Après le désastreux lancement le 4 décembre 1967 de la Boutique Apple de Baker Street à Londres, (qui fermera ses portes le 31 juillet 1968), Apple installe le 21 juin ses bureaux de Savile Row à Londres.

En l'absence de John, qui passe tout son temps avec Yoko Ono, Paul prend en charge le fonctionnement de l'entreprise (**Limbique Gauche**), ce qui lui attirera de nombreuses critiques de la part des autres Beatles.

Arrivé au bureau à 9h30, Paul contrôle l'arrivée du personnel, organise les activités, jusqu'à changer personnellement le papier toilette dans les WC.

Paul déclara qu'il avait apprécié ce travail administratif **(Limbique Gauche).**

Ce style de management n'aura malheureusement pas les effets escomptés et une désastreuse phase anarchique suivra, résultant d'une utilisation abusive de l'hospitalité des Beatles (**Limbique Droit**).

**Le 20 juillet** lors d'une émission télévisée diffusée à la BBC, Jane Asher annonce la fin de sa liaison avec Paul.

Il faut dire que la vie tumultueuse de ce dernier, les nombreuses aventures qu'on lui prête ainsi qu'une arrivée inopinée de Bristol où elle trouve Paul en galante compagnie ont fortement contribué à cette décision.

Paul avait rencontré le 15 mai 1967, dans un club londonien (le *Bag O'Nails)* une photographe américaine, Linda Eastman, divorcée et mère d'une petite fille prénommée Heather.

Fille de Lee Eastman, célèbre avocat New Yorkais, Linda a perdu sa mère Louise alors qu'elle avait dix-huit ans. L'accident d'avion à l'origine de cette tragédie créera un lien supplémentaire avec Paul.

Linda, qui était déjà présente lors du tournage de *Help*, était venue ce jour-là de New York, photographier des groupes de rock, pour un livre qui s'intitulera *Rock and four letter words.*

Après une nouvelle rencontre à New York en mai 1968, il lui demande en septembre de partager sa vie.

Le **30 novembre** sort l'album blanc *the Beatles.*
L'initiative de la pochette vient des réunions entre Paul et son ami, le peintre Richard Hamilton. Il passera plus tard de nombreuses heures à l'observer peindre dans son atelier de Highgate.

En **janvier 1969**, Paul décide de tout faire pour sauver le groupe qui se désagrège inexorablement et auquel il s'accroche fidèlement (**Limbique Gauche** et **Droit**), et insiste pour enregistrer avec ses partenaires, ce qui devait devenir le discutable album *Let it be*.

Sur une initiative de Paul, de plus en plus **Cortical Droit** (et un peu de John), Zapple est créé le **3 Février.**

Zapple est une filiale d'Apple, dont la vocation est de permettre l'expression d'une musique expérimentale et ésotérique.
En fait cette société établit un pont entre Indica et Apple.

**Le 12 mars**, Paul épouse Linda Eastman, enceinte de quatre mois.

Ils auront ensemble 3 enfants, **Mary** (qui porte le prénom de la mère de Paul), **Stella** (qui naîtra le 13 septembre 1971), qui deviendra une talentueuse et célèbre créatrice de mode (probablement **Cortical Droit**) et **James** ($4^{ème}$ génération du prénom dans la famille de Paul).
L'influence du traditionnalisme **Limbique Gauche** de Paul ne fait guère de doute.

En **août**, à la fin de l'enregistrement de l'ultime album des Beatles *Abbey Road*, il est perçu par son entourage de plus en plus dominateur (**Limbique Gauche**).

Paul tente, sans succès, d'imposer le cabinet américain de son beau-père, Lee Eastman, (acte **Cortical Gauche ?)** pour remplacer Allen Klein, le conseiller financier du groupe, qui avait été imposé par John.
Il commence alors à délaisser son bureau d'Apple, pour se réfugier en Ecosse, à High Park dans le Argyllshire,

près du futur célèbre Mull Of Kintyre, la ferme qu'il a acheté quelques années auparavant.

Il est vrai que sa fille Mary est née le **28 août.**

Cette paternité apporte une nouvelle maturité à Paul, qui commence à s'attacher aux valeurs familiales (**Limbique**).

Dans une interview de Time Magazine réalisée en 1970, Paul résumera (de façon probablement humoristique), sa carrière post-Beatles en déclarant que tout ce qu'il avait fait était « *des bébés et des ballades* ».

Le **10 avril 1970**, Paul McCartney annonce qu'il quitte les Beatles et le 17 sort, en Grande-Bretagne, son premier disque solo sobrement intitulé *McCartney*, 2 semaines avant la sortie de *Let it be,* ce qui contrarie fortement ses trois partenaires.

On peut se demander s'il s'agit d'un acte **Limbique Droit**, expliqué par la frustration occasionnée par la séparation du groupe, ou d'un acte **Cortical Gauche**, motivé par une froideur mêlée d'ambition égocentriste.

En **février 1971**, le single *Another day* devient numéro 2 en Grande-Bretagne, et en **mai** sort un deuxième album solo, *Ram.*

Paul décide alors de s'adjoindre un groupe, qu'il appellera Wings, nom qu'il imagine le **13 septembre**, en attendant dans la salle d'attente de la maternité la naissance de sa fille Stella.

Wings sera le groupe de Paul jusqu'en **1981.**

Désireux de retourner sur scène, Paul décide que Wings doit démarrer modestement et retrouver la fièvre du début des Beatles en commençant par une tournée dans les universités de Grande-Bretagne (**Cerveau droit**).

Le prix d'entrée pour les concerts est fixé à 50 pences (un euro).

Linda l'accompagne partout et est même intronisée en tant que claviériste. La médiocre qualité de ses performances musicales (au moins au début) vaudra à Linda, mais surtout à Paul, de nombreuses critiques.

Le **Limbique Droit** de Paul assumera ce choix du cœur.

Le **1er février 1972**, suite à l'exécution par l'armée britannique de trente catholiques Irlandais à Londonderry, Paul enregistre *Give Ireland back to the Irish* **(Cortical Droit).**

Le premier single de Wings, incluant cette chanson sort en Grande-Bretagne le **25 février.**

**Entre 1972 et 1980**, malgré l'intérêt inégal des disques de Wings, plusieurs albums ou de *single* se placeront numéro 1 (ou n°2) en Grande-Bretagne et aux USA. (*My love, Band on the run, Venus and Mars, Mull of Kintyre, London Town*).

Le **18 juin 1974**, à l'occasion de la cinquième année de son mariage avec Linda, Paul déclare dans le *Daily Express* : « *J'ai découvert que j'étais vieux jeu ; je crois dans le contrat de mariage* » *(***Limbique Gauche**).

À partir de **septembre 1976**, Wings entame sa première tournée mondiale.

En parallèle de cette carrière post Beatles, McCartney continue à s'intéresser de façon confidentielle à la musique avant-garde.

Il compose le Liverpool Sound Collage et s'initie même à la *Vegetable Music*, composée à partir de sons émanant de la manipulation de légumes.

Mais par souci de confidentialité, de peur de la critique, tout simplement par jeu, mais surtout afin d'étendre son cadre de créativité hors de toute catégorisation (**Cortical Droit**), Paul décide d'inventer des pseudonymes (jeu **Cortical Droit**), qui lui serviront de « faux-nez » pour des compositions expérimentales.

Paul a souvent utilisé des pseudonymes dans le passé, comme Paul Ramon ou Ian Iachimoe (déjà cité).

C'est ainsi qu'en 1976, il invente de toutes pièces le personnage de Percy Thrillington, dont il relate régulièrement (sous le nom de Clint Harrigan) la vie, les activités ainsi que les projets musicaux dans les pages du *Evening Standard.*

De même il enregistrera plus tard deux albums sous le nom du groupe *the Firemen.*

Le **16 janvier 1980**, lors d'une tournée des Wings au Japon, Paul est arrêté pour possession illégale de marijuana. Il passera dix jours en prison. Les concerts sont annulés.

En **avril 1981**, Wings est dissous.

De nombreux albums solo voient alors le jour, avec la collaboration épisodique d'autres artistes comme Michael Jackson, Stevie Wonder ou Elvis Costello.

Parallèlement à cette carrière musicale, Paul commence dès **1983**, à s'initier à la peinture.

Complexé par le fait que John ait fait les Beaux Arts, et redoutant les comparaisons qui n'auraient pas manqué de survenir, il n'avait jusqu'alors été que s'aventurer dans des dessins.

Sa peinture, qui révèle l'influence de Matisse, Chagall, Ernst et plus tard de Mathieu et de Soulages, le conduiront à réaliser en 1994 une série de toiles composées à partir d'images celtiques.

En **1988**, il visite sa vieille école *the Liverpool Institute*, pour y tourner un des films amateurs qu'il a coutume de réaliser depuis des années (comme *The Backyard* ou plus tard *The Tropical Island Hum*). Découvrant que l'établissement est fermé depuis trois ans, il imagine d'y créer un institut consacré aux arts. Suite à un important lobbying de sa part, le *Liverpool Institute for Performing Arts* ouvrira officiellement ses portes le 28 septembre 1994.

Paul écrit (avec le compositeur américain Carl Davis) une œuvre classique intitulée *Paul McCartney Liverpool Oratorio*. La première aura lieu **le 28 juin 1991.**

Mais Paul, qui a besoin de remise en cause (**Cortical Droit**), mais aussi de contact, de chaleur humaine et de reconnaissance (**Limbique Droit**) remonte sur scène et organise de gigantesques tournées mondiales.

En **1994**, il compose et enregistre sous le nom de *The Firemen* un album de musique d'ambiance intitulé *Strawberry Oceans Ships Forest.* Le second album, *Rushes*, sortira en 1998.

Parallèlement, il soutient avec Linda, de nombreuses œuvres humanitaires, notamment pour la défense des animaux (**Limbique Droit**).

Le **11 mars 1997**, Macca, comme il est surnommé, est anobli par la reine Elisabeth II et devient Sir Paul McCartney.

Le **17 avril 1998**, Linda, vaincue par un cancer du sein qu'elle combat depuis 1995, disparaît à l'âge de 56 ans.

En **mai 1999**, Paul expose pour la première fois 70 de ses toiles en Allemagne, exactement à Siegen, lieu de naissance de Rubens. Il crée pour l'occasion un support son/video avant-garde intitulé *Feedback.*

En **2000,** il fait part de sa liaison avec un ancien mannequin, **Heather Mills.**

Le public, connaissant l'amour que Paul portait à Linda est surpris de le voir si vite consolé.

Il ne faut pas oublier que Paul dissimule des peines sous une feinte indifférence, mais que devant la difficulté ou la douleur, il possède la capacité de vite passer à autre chose. (**Limbique Gauche et Cortical Droit)** même si dans sa chanson *Magic*, issue de son album *Driving Rain*, paru en 2001, Paul évoque tendrement la nuit du 15 mai 1967, où il avait rencontré Linda (**Limbique Droit**).

**Courant 2001,** Paul publie un recueil de poèmes intitulé *Blackbird singing* **(Cerveau droit).**

Après l'attentat du **11 septembre 2001**, en hommage aux victimes et à leurs familles, Paul organise au Madison Square Garden un concert *The concert for New York*, où il interprète une nouvelle composition, *Freedom*.

Il n'avait besoin ni de notoriété, ni d'augmenter son patrimoine financier, et on peut imaginer que seules des motivations **Limbique Droit** ont été à l'origine de cette décision.

En **2002**, Paul organise à Liverpool *The Art of Paul McCartney*, une deuxième exposition de ses toiles.

Il entame une tournée mondiale (Back in the US, et Back in the World), et participe au concert donné **le 29 novembre** au *Royal Albert Hall,* en hommage à George Harrison.

En **juin 2002,** il épouse Heather Mills.

Le **29 octobre 2003** naît leur fille **Beatrice Milly.**

Ce parcours met en relief la personnalité de Paul, qui, contrairement à l'image bon enfant projetée, était au moins aussi créatif de John Lennon, plus artistiquement curieux que ce dernier, y compris vis-à-vis des disciplines *avant-garde*, que ce soit la peinture, la musique ou la littérature).

Très tourné vers la réalisation et vers l'action, Paul s'est avéré (spécialement à partir de *Sergeant Pepper*), le moteur créatif et innovateur du tandem Lennon/McCartney.

Alors que John (l'introverti) se livrait plus à un travail d'introspection, qui s'est souvent auto-alimenté à partir de sa propre histoire, Paul (l'extraverti) a fait preuve d'un intérêt incessant vis-à-vis de l'histoire des autres.

C'est ainsi que John a été conduit à penser qu'il ne pouvait bien parler que de lui-même dans ses chansons (John a employé près de 1000 fois les mots *I, me, my* dans ses compositions personnelles de l'époque *Beatles),* alors que Paul était plus attiré par l'histoire des autres (par exemple *Lady Madonna*), ce qui a amené John à estimer que Paul composait essentiellement des novelist songs (Chansons composées comme des nouvelles).

Paul se caractérise par un **profil triple-dominant,** avec des préférences cérébrales **Limbique** et **Cortical** Droit.

Comme l'a souligné Ian MacDonald dans son ouvrage *Revolution in the Head*, la pensée de Paul McCartney est Logique et Littérale (**Cerveau Gauche**) avec une vision Intuitive et Latérale (**Cerveau Droit**).

Comme nous l'avons précédemment évoqué, le fait que Paul soit gaucher lui a permis de passer aisément d'un hémisphère à l'autre.

**Préférences majeures** (ou primaires) :

<u>Limbique gauche</u>

- Par son goût de la **musique classique**, des **balla-des** et une certaine **nostalgie du passé**.
- Par son sens du **travail** et de la **qualité**, son côté **fidèle**,
- Par son penchant pour l'**organisation** et l'**action**
- Par son côté **dominateur**

<u>Limbique droit</u>

- Par sa personnalité **positive extravertie, son côté affectif et sensible** (il a toujours assumé son côté affectif).
- Par son **besoin des autres** et du travail en **groupe**,
- Par sa **générosité**, sa soif de **communiquer,** et tout simplement par **son goût de la vie.**

Cortical droit

- Par son attrait vis-à-vis des choses **novatrices** et sa **remise en cause** permanente.
- Par sa **curiosité**, son **intuition**, son **humour**, et son **goût de l'art** sous différentes formes.

**Préférence auxiliaire** (ou secondaire) :

Cortical gauche

Spécialement sous stress, pour son côté **calculateur**, **froid** et **suffisant** (aux dépens de son Limbique Droit)

Profil de Paul McCartney

*Ce profil a été réalisé à partir du questionnaire HBDI*

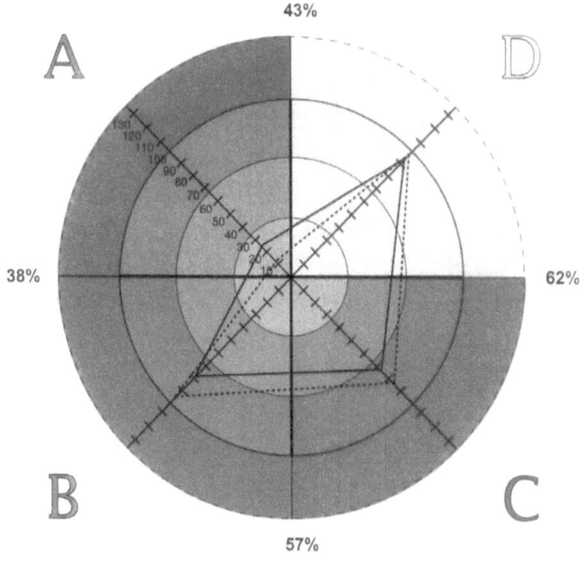


*Copyrights Herrmann International 1988/2004*

… : Profil sous stress

## Les préférences cérébrales de Paul McCartney en 50 chansons

Paul est à l'origine de **71 des 162 chansons** co-signées Lennon/McCartney.

### De *Love Me Do* à *I Want To Hold Your Hand*

Ecrite à 16 ans par Paul, et enregistrée entre juin et Septembre 1962, ***Love me do*** est le premier véritable succès des Beatles, directement imputable à Paul.

Cependant entre 1962 et fin 1963, les compositions qui suivront (***I saw her standing there, P.S.I love You, Hold me tight, I wanna be your man, Can't buy me Love***), ne présentent aucunes réelles allusions autobiographiques, à l'exception peut-être de ***All my loving*** composée quelques semaines après la rencontre du 18 avril 1963 avec Jane Asher.

### De *And I Love Her* à *Michelle*

Compositions Limbique Droit

La liaison de Paul avec Jane Asher va engendrer jusqu'à fin 1965 (début de sa rupture avec la jeune comédienne) des compositions essentiellement **Limbiques.**

C'est l'époque où John Lennon va écrire des chansons désespérées telles que *I'm A Loser*, *I Don't Want To Spoil The Party* ou *Help,* assurant clairement sa position de leader des Beatles.

***And I Love her*** (1) l'une des premières ballades de Paul, dans la lignée de *Till There Was You*, augure une simplicité qui préfigure *Yesterday,* et va commencer à situer Paul comme un « faiseur de ballades ».

***Things We Said Today*** (2), relate les fréquentes séparations de Paul et Jane, retenus par leurs activités respectives.

*(Someday when I'm lonely, wishing you weren't so far away, then I will remember the things we said today...).*

***What You're Doing*** (3) est atypique dans la mesure où même si cette chanson se réfère également à ses relations avec Jane, ses paroles agressives évoquent plus les compositions de John que celles de Paul.

*(Would it be too much to ask you what you're doing to me ?)...*

***Another Girl*** (4) fait probablement allusion aux nombreuses liaisons clandestines que Paul entretenait dans un appartement londonien tenu secret.

*(I don't want to say that I've been unhappy with you, but, as from today, well, I've seen somebody that's new...).*

***The Night Before*** (5) dont le thème évoque la jalousie est sensiblement de la même veine que *What You're doing.*

*(Love was in your eyes, ah the night before, now today I find you have changed your mind, treat me like you did the night before).*

***We Can Work It Out*** (6) fait partie des compositions réellement co-écrites par Paul et John, même si l'origine de la chanson, racontant à nouveau ses relations avec Jane Asher est directement imputable à Paul.

L'intérêt de cette chanson réside dans l'opposition entre son optimisme naturel (*We can work it out...)* et le pessimisme et le fatalisme de John (*Life is very short, and there's no time for fussing and fighting my friend...).*

L'égoïsme de Paul qui demande à l'autre de venir à son point de vue (*Try to see it my way...)* y transparaît également.

***You Won't See Me*** (7) enregistrée en novembre 1965 évoque une fois de plus l'absence de Jane Asher, le téléphone qui ne répond pas quand il l'appelle *(When I call you up, your line's* engaged...).

L'infortune amoureuse vécue par Paul influencera fortement ses futures compositions en apportant une sincère touche de désespoir ainsi qu'une profondeur dans les textes, peu présents jusqu'alors.

Compositions Limbique Gauche et Droit

***Tell Me What You* See** (8) n'est pas l'une des meilleures chansons de Paul McCartney, cependant elle annonce ***I'm Looking Through You*** (9), enregistrée huit mois plus tard, relatant une crise entre Paul et Jane, qui vient de s'installer à Bristol, et en particulier l'indifférence qui s'instille dans leur couple.

Le côté traditionaliste et les origines ouvrières de Paul, qui a du mal à accepter que Jane le délaisse pour privilégier sa carrière théâtrale, rejaillissent dans les paroles l'opposant à l'éducation de Jane, qui la pousse à l'indépendance.

Cette chanson met à nouveau en évidence l'égoïsme de Paul, qui oublie ses multiples infidélités et refuse, comme dans *We Can Work It Out*, de se remettre en cause en reportant encore tous les torts sur sa compagne.

*(Why, tell me why did you not treat me right ?...)*

***I've Just Seen A Face*** (10) a été composé par Paul avant l'époque Beatles. Il en jouait souvent la mélodie au piano lors des réunions de famille.

Cette chanson aux accents mélodiques **Limbique Gauche et Droit** plaisait particulièrement à sa tante Gin (Auntie Gin à laquelle il fera plus tard allusion dans *Let'Em in*), et sera du reste à l'origine intitulée *Auntie Gin's Theme*.

***Michelle*** (11) est une ballade **Limbique Droit** qui exploite cependant plus le souvenir, une nostalgie et une intention harmonique **Limbique Gauche** que les sentiments **(Limbique Droit).**

Cette chanson est empreinte de l'influence intellectuelle parisienne « Rive Gauche » des années 60, et de la fascination de Paul pour Juliette Gréco ou Brigitte Bardot.

L'origine de *Michelle* remonte à l'époque où il habitait encore Liverpool : lors d'une soirée, organisée par des étudiants des beaux-arts, il avait entendu une chanson chantée en français, dont il parodia régulièrement plus tard les accents « frenchie ».

Poussé par John à la retravailler, cette chanson fort conventionnelle, qui reçut curieusement un accueil presque aussi retentissant que *Yesterday* n'inclut cependant aucune réelle originalité, et ne laisse apparaître qu'une légère teinte d'autodérision dans un des couplets :

*(I want you, I want you, I want you, I think you know by now...).*

**De *Paperback Writer* à *Yesterday***

Compositions Cortical Droit

Enregistrée en Avril 1966, ***Paperback Writer*** (12) est sa première chanson (parmi celles censées véhiculer un message), qui ne soit pas d'origine **Limbique.**

L'histoire raconte sous forme épistolaire (originalité **Cortical Droit**), la requête d'un écrivain qui ne parvient pas à faire publier une œuvre littéraire résultant de plusieurs années de labeur :

*(Dear Sir or Madam, will you read my book ? It took me years to write, will you take a look ?...)*

Devant cette difficulté, et afin de subvenir à ses besoins matériels, l'auteur décide alors de devenir auteur de livres de poche (*And I need a job, so I want to be a paperback writer...)*

Cette chanson fait clairement référence au passage du **Cerveau Gauche** au **Cerveau Droit** des sixties, ainsi qu'à la Swinging London, qui voyait l'éclosion immédiate et souvent éphémère de « stars » de la mode, de la musique, de la littérature ou du cinéma, qui venaient de milieux modestes et dont l'ambition les amenait en quelques mois à la gloire.

Au début des sixties, l'avènement des livres de poche avait révolutionné l'édition, faisant partie intégrante de l'arrivée de la société de consommation.

L'originalité de cette chanson dérouta le public qui pour la première fois ne plaça pas ce disque directement en numéro un des *charts.*

***Got To Get You Into My Life*** (13) est à première vue une chanson d'amour Limbique. Il n'en est rien, car dissimulée derrière des paroles banales, apparaît une claire allusion au LSD, ce que John Lennon admettra en 1980.

Notons que la seule précédente référence à la drogue était incluse dans *Day Tripper*, sorti quelques mois auparavant.

Enregistrée en avril 1966, en même temps que *Tomorrow never Knows*, qui paraîtra sur le même album des Beatles (*Revolver*), cette chanson à double sens est d'inspiration **Cortical Droit**.

(Another road where *may be I coud see another kind of mind there...)*

Compositions Cortical Droit/Limbique Droit

Composée dans son lit en une nuit**, *Yellow Submarine*** (14) est une chanson **Cortical Droit** par son cheminement onirique, ses sonorités diverses, son style emprunté au *Goon Show*, ainsi que par son côté iconoclaste, bien loin du style musical pop adopté jusqu'alors.

Certains ont vu dans le sous-marin jaune une allusion à la drogue, ce que Paul a toujours démenti, arguant qu'il s'agissait d'une chanson pour enfants **(Limbique Droit).**

Comme dans *Paperback Writer*, Paul relate la vie d'une tierce personne, en l'occurrence un vieux marin :

*(In the town where I was born, lived a man who sailed to sea...)*

***Here, There and Everywhere*** (15) fait partie de la même référence à une inspiration **Cerveau Droit**, pour des raisons cependant différentes.

Cette chanson d'amour, aux connotations fortement kinesthésiques (*Running my hands through her hair...)* fait suite à une réconciliation avec Jane Asher.

Cependant, au-delà de son aspect **Limbique Droit**, la vision intemporelle (**Cortical Droit**) de cet amour ont fait de cette chanson une des plus belles chansons d'amour de Paul :

*(I will be there and everywhere, here, there and everywhere...)*

***Good Day Sunshine*** (16), écrite dans le manoir de John Lennon, d'une chaude après-midi d'été britannique, est également d'inspiration kinesthésique **Cerveau Droit** :

*(The sun is shining down, burns my feet as they touch the ground... Then we'd lie beneath the shady tree...)*

Les essences cosmiques hippie (*I'm in love and it's a sunny day... Good day sunhine...*) ainsi que le caractère sincèrement frais et ingénu des paroles et de la musique, témoignent de l'optimisme naturel de Paul.

Composition Limbique Gauche/Limbique Droit

***For No One*** (17) **(Limbique Droit/Gauche).** Écrite en Mars 1966 pendant un séjour en Suisse avec Jane Asher, cette chanson présente deux types de personnalités distinctes opérant de façon complémentaire : **Limbique Droit** dans ses paroles et **Limbique Gauche** dans sa musique.

L'histoire relate la fin d'un amour (le titre original s'appelait *Why did it die ?*), et Paul déclara qu'elle était autobiographique.

Cependant, au-delà de la sensibilité des paroles (**Cortical Droit**), la musique construite avec un classicisme et perfectionnisme remarquables (**Cortical Gauche**) est accentuée par l'utilisation de cors français, qui fait référence à la musique classique.

Construite avec méthode et rigueur cette composition, comme le remarque avec justesse Ian MacDonald dans son livre *Revolution in the head*, reproduit l'analyse obsessionnelle d'un personnage explorant toutes les possibilités de reconquérir l'héroïne.

Chaque option envisagée par le héros est ponctuée par une suspension à la fin de chaque chorus, relancée par une autre option fonctionnant à l'identique, jusqu'à la phase finale où, toutes les possibilités ayant été couvertes, la chanson se conclut par un silence, comme pour éviter la conclusion finale qui s'impose de fait.

Cette chanson est probablement la chanson la plus parfaite composée par Paul, et reflète ses préférences cérébrales **Limbique Droit** (sensibilité) et **Limbique Gauche** (Rigueur, classicisme et perfectionnisme).

Composition Limbique Gauche/Limbique Droit/Cortical Droit

***Eleanor Rigby*** (18). L'origine du nom d'*Eleanor* est encore contestée aujourd'hui. Paul prétendait que ce nom faisait référence à la comédienne Eleanor Bron qui avait travaillé avec les Beatles pendant le tournage du film Help, alors que le musicien Lionel Bart affirme que Paul avait remarqué le nom d'Eleanor Bygraves, inscrit sur une pierre tombale dans un cimetière londonien.

Le nom de Rigby aurait été trouvé par Paul, qui était allé assister à une représentation de Jane Asher au *Old Vic Theatre* de Bristol et attendait Jane à la sortie du théâtre.

Il aurait vu une enseigne de société de vente de vins et spiritueux (Rigby & Evens Ltd).

Curieusement, et mettant peut être fin à ces spéculations, la tombe d'une certaine Eleanor Rigby (née en 1895 et décédée en 1939) a été localisée au cimetière de *Saint Peter's Church* à Woolton, là où Paul avait passé une grande partie de son enfance, et près du lieu où John et lui s'étaient rencontrés pour la première fois le 6 juillet 1957…

Cette chanson apparaît comme **Limbique Gauche** par son classicisme et la sobriété de la musique, **Limbique Droit** par sa sensibilité (*Ah look at all the lonely peo-*

*ple…*), mais également et peut-être surtout **Cortical Droit** par son mélange d'imaginaire, de spiritualisme et de critique de la société britannique.

Ainsi, le visage qu'Eleanor Rigby garde dans une cruche à l'extérieur de sa maison (*Wearing the face that she keeps in a jar by the door...*), symbolise l'hypocrisie de la société britannique, la volonté de ne pas afficher ses sentiments en public, ainsi que le père McKenzie qui se cache pour repriser ses chaussettes dans l'obscurité

(*Darning his socks in the night when there's nobody* there…).

Le fait que l'héroïne meure seule et dans la solitude montre l'incapacité de la société à communiquer.

La référence à la religion est omniprésente avec l'indifférence symbolisée à la fois par l'isolement du père McKenzie confronté au recul de la foi (*Father McKenzie writing the words of a sermon that no one will hear, no one comes near…*), mais aussi par sa propre indifférence lorsqu'il essuie négligemment la poussière de la tombe d'Eleanor Rigby.

Enfin le recul le plus froid vis-à-vis de la religion s'illustre par une sentence définitive *No one was saved...,* qui illustre une remise en cause sans équivoque de certains mythes religieux.

***Yesterday*** (19). Chacun connaît l'histoire de Paul qui s'est réveillé un matin avec cette mélodie dans la tête, qu'il a immédiatement transcrite sur le piano situé à côté de son lit.

Au-delà du mythe entourant la chanson, il apparaît que cette composition exhale nettement des effluves **Limbique Gauche et Cortical Droit**, que ce soit au niveau de la musique ou des paroles.

Sous l'influence évidente de George Martin, l'audacieux recours (**Cortical Droit)** à l'utilisation d'un quatuor à cordes (classicisme **Limbique Gauche**) lors d'un enregistrement où seul Paul était présent dans le studio, révolutionna la musique Pop, et l'audace de Paul marquera le début de nouvelles expériences musicales.

Les paroles de la chanson évoquent le retour vers l'ombre du passé **(Limbique gauche)**, de sa mère Mary *(There's a shadow hanging over me... Why she had to go I don't know she would't say...),* ainsi que sa douleur et son sentiment de culpabilité **(Limbique Droit)** vis-à-vis de sa brusque disparition *(I said something wrong...).*

### De *Penny Lane* à *Lovely Rita*

Compositions Limbique Gauche/Cortical Droit

***Penny Lane*** (20) est avant tout une chanson sur la nostalgie de l'enfance où il se remémore les lieux réels de Penny Lane où il jouait petit, revivant de manière éphémère l'insouciance perdue.

Paul décrit par flashs kaléidoscopiques (**Cortical Droit**) les endroits peuplant ses souvenirs (**Limbique Gauche**) : la vitrine du salon de coiffure, la caserne des pompiers, les ronds-points, les objets (la montre, la voiture du pompier, le portrait de la reine, les situations (les enfants qui se moquent du banquier, que l'on retrouve plus tard chez le coiffeur, les sensations (la pluie qui joue avec le soleil et se perd dans le ciel bleu de banlieue), ainsi que les personnages (la jolie infirmière qui vend des coquelicots, fleurs d'été, pour le 11 novembre, le banquier sans imperméable, les passants et le pompier qui nettoie sa voiture).

Penny Lane n'est pas seulement une évocation réaliste **Limbique Gauche** des scènes de l'enfance, car cette composition surréaliste aux essences hallucinogènes (**Cor-**

**tical Droit**) repeint, à travers le prisme de l'optimisme de Paul, la terne et banale vie de banlieue.

Il la recolore, la redynamise et redéfinit ainsi en 1966, une vision *New age* de la société.

La musique baroque imite à certains moments le deuxième concerto Brandebourgeois de Bach.

Les instruments utilisés (trompettes, pianos, percussions), les effets sonores (la cloche de la voiture de pompier, et même le bruit à peine audible du banquier qui s'installe sur le fauteuil du coiffeur), ainsi que certains arrangements inspirés de la musique concrète de Cage et Stockhausen (Gesang der Junglinge) que Paul commençait à découvrir, ont fait de cette composition qui dérouta les fans de l'époque, une des œuvres les plus étincelantes et les plus créatives de Paul McCartney.

Comme nous l'avons évoqué dans le chapitre précédent, stressé par la pression du public qui devenait de plus en plus exigeant vis-à-vis des compositions des Beatles, mais également afin de répondre et de mieux s'intégrer à la vague déferlante des groupes californiens qui se multiplient depuis 1966, Paul a l'idée de faire renaître le groupe sous la forme d'une nouvelle identité. Le goût de Paul pour le déguisement (**Cortical Droit**) a fait le reste.

C'est ainsi qu'est née la chanson ***Sergeant Pepper's Lonely Hearts Club Band*** (21).

Cette composition est la première d'un disque destiné à devenir un *album concept*, qui n'en a jamais réellement été un, mis à part la reprise du titre ainsi que la cohérence des arrangements et des transitions apportés par George Martin.

Mélange de coloration edwardienne (**Limbique Gauche**), et d'inspiration Heavy Metal expérimental (**Cortical**

**Droit**) qui commençait à voir le jour avec des groupes tels que *The Jimi Hendrix Experience*, que Paul avait vu sur scène quelques jours avant l'enregistrement, cette chanson symbolise parfaitement la vision holistique de Paul.

Sa capacité à faire fusionner dans son œuvre (en cohérence avec son profil des préférences cérébrales) **Cerveau Gauche et Cerveau Droit** prend ici toute son ampleur.

Paul a composé ***When I'm 64*** (22) à l'âge de 15 ans, qui n'a été peaufinée et finalisée que fin 1966.

D'inspiration Music Hall, composée en hommage aux chansons des années 1930 que son père Jim affectionnait et utilisant le mode du pastiche en vogue à l'époque, avec des groupes comme le *New Vaudeville Band*, cette chanson principalement **Limbique Gauche** a été enregistrée 6 mois après le soixante-quatrième anniversaire de Jim McCartney.

Cependant une influence **Cortical Droit** est reconnaissable à la touche humoristique perceptible dans les paroles, dont le message se gausse de la prudence et du formalisme frileux et bourgeois du narrateur alors qu'il n'est qu'au début de son engagement avec sa future compagne : (*Send me a postcard, drop me a line, stating point of view...*).

Exprimant une critique gentiment moqueuse du conservatisme britannique, Paul se plait à imaginer une société, à l'identique de nombreuses années plus tard, avec ses immuables habitudes :

(*Will you still be sending me a valentine... You can knit a sweater by the fireside... Sunday morning go for a ride... Every summer we can rent a cottage in the Isle of Wight...).*

***She's Leaving Home*** (23). Cette chanson est inspirée d'un fait réel relevé en février 1967 dans le *Daily Mirror*, relatant l'histoire de Melanie Coe, une jeune lycéenne de 17 ans qui s'était enfuie du domicile *middle-class* parental, malgré une vie apparemment harmonieuse et confortable. « *She had everything there...* » *(Elle avait ici tout ce dont elle avait besoin...)*, comme le déclara son père dans une interview dans le journal...

L'article raconte que Melanie, alors qu'elle possédait une voiture (allant jusqu'à en citer le modèle : une Austin 1100), une penderie pleine de vêtements, s'était volatilisée, n'emportant ni affaires personnelles, ni bijoux, ni même son carnet de chèques...

On apprendra plus tard que Melanie Coe avait fugué pour rejoindre un croupier du casino où ils travaillaient tous les deux (et non pas un garage), pour vivre ensemble dans un studio situé à Londres, près de la gare de Paddington.

Aux Etats-Unis, Timothy Leary, chantre de la culture alternative des sixties, avait à plusieurs reprises exhorté les jeunes à la désobéissance, au rejet de l'autorité parentale et même à l'abandon du domicile familial pour rejoindre les adeptes du *Flower Power*.

Composition Limbique Gauche

***Fixing A Hole*** (24) a été composé par Paul à la suite de l'acquisition en juin 1966 de sa ferme de *High Park* en Ecosse.

Laissée à l'abandon pendant des années, cette ferme isolée représentait pour lui et Jane Asher une retraite leur permettant d'échapper à la pression du succès.

Alors que certains ont perçu dans l'expression « Fixing a Hole » une allusion à la drogue, aux junkies et à une piqûre dans une veine, Paul n'a, en réalité, fait que raconter la nécessité de procéder à des réparations urgentes (**Limbique Gauche**) et de mobiliser son énergie à des activités manuelles concrètes et au bricolage :

(*I'm fixing a hole where the rain gets in... I'm filling the cracks that ran through the door... I'm painting the room in a colorful way...),* mais également son besoin (également **Limbique Gauche**) de repositionner ses priorités de vie :

(*And when my mind wandering, there I will go...).*

Composition Limbique Droit

Alors qu'il profitait de la première belle matinée de l'hiver, lors d'une promenade matinale avec sa chienne Martha, Paul, s'exclama en parlant de l'évolution du temps : « *It's getting Better* » (*Cela s'arrange*).

Cette expression lui rappela alors l'expression familière utilisée par Jimmy Nicol, le batteur qui avait remplacé au pied levé Ringo Starr lors de la tournée de 1964 en Australie.

Il décida d'en faire une chanson, qui a été réalisée en réel partenariat avec John Lennon.

Comme nous l'avons souligné dans un chapitre précédent, ***Getting Better*** (25), co-signé par Paul et John, se réfère aux thèmes de l'enfance à l'école, de l'agressivité et de la violence vis-à-vis des femmes.

Autant de sujets sensibles qui illustrent en réalité plus la personnalité et la vie de John que celles de Paul.

Alors que dans cet acte de contrition qui met en évidence une forme de repentir vis-à-vis d'attitudes passées criticables, Paul affiche une attitude résolument (et naturellement) positive (*It's getting better all the time...*) en déclarant avoir trouvé une solution dans l'amour (*It's getting better since you've been mine*), John y oppose son pessimisme habituel en ajoutant que de toute façon, cela peut difficilement être pire : (*It can't get more worse).*

Compositions Limbique Gauche/Limbique Droit.

Cette composition relate sa rencontre sur Garden Road à Saint John's Wood avec une contractuelle nommée Meta Davis qui venait de lui infliger une contravention. ***Lovely Rita*** (26) est une *nouvelle* en chanson.

Paul met en scène ce que l'autorité représente à l'époque de détestable pour beaucoup au travers du portrait et de l'image militaire d'une contractuelle psycho-rigide :

*(Filling in a ticket in her little white book... and the bag across a shoulder made her look a little like a military man...).*

Dans un souci de rapprocher et de réconcilier un conservatisme **Limbique Gauche** et un humanisme **Limbique Droit**, Paul s'imagine vouloir séduire le personnage (sans succès) mais surtout s'efforce de nous rendre Rita sympathique, même si la moquerie est bien évidemment en embuscade :

*(Where would I be without you, give us a wink and make me think of you...*

**De *Magical Mystery Tour* à *Honey Pie***

Compositions Cortical Droit/Limbique Droit

***Magical Mystery Tour*** (27*)* est la première chanson d'un album sorti en décembre 1967, dont le concept original (Cortical Droit) revient initialement à Paul McCartney, qui, ressentant une lente désagrégation du groupe, souhaita ressouder ce dernier en le remobilisant sur un nouveau projet.

Le film (Cerveau Droit) dont cet album est tiré fut généralement rejeté par le Cerveau Gauche du public, aidé dans ce jugement par le fait que l'absoption massive de drogues par Paul et John altéra leur objectivité sur la qualité de leur production.

Composées en avril 1967, après son retour de Denver où il avait rendu visite à Jane Asher en tournée aux Etats-Unis, les paroles de la chanson résultèrent d'un *BrainStorming* **(Cortical Droit**). Ce remue-méninges fut effectué à partir des mots qui évoquent les voyages-mystère, à savoir :

*Roll up* (inscrivez-vous), *invitation, reservation, satisfaction guaranted* (satisfaction garantie).

La coloration **Limbique Droit** tient au fait que la chanson, qui évoque le plaisir d'un voyage en groupe, a une vocation conviviale, clairement tournée vers les autres.

Avec ses accents enfantins **Limbique Droit**, ***Hello Goodbye*** (28) est une composition optimiste instinctive comme Paul les aime, dont les paroles ont été trouvées à partir de la technique de créativité des oppositions (**Cortical Droit**) :

(*You say yes, I say no... you say goodbye, I say hello... I say high, You say low...*)

***All Together Now*** (29), qui rejoint l'esprit de *Yellow Submarine,* fait partie de la même veine créatrice et spontanée. Cette comptine enfantine qui s'appuie sur les lettres de l'alphabet ont fait dire à Iona Opie, fondatrice du *Oxford Dictionnary of Nursery Rhymes* (Dictionnaire des comptines pour enfants), que cette chanson s'appuyait sur la *mémoire collective* et s'appuyait probablement sur le subconscient universel :

*(One, two, three, four, can I have a little more... A,C, D, can I bring my friend to tea...).*

Nombre de supporters de football ont longtemps entonné cette chanson dans les gradins des stades britanniques.

Les mots ***Ob-la-di Ob-la-da*** (30) viennent de la bouche de Jimmy Scott, un joueur de percussions nigérien que Paul avait rencontré au *Bag O'Nails. Ces mots veulent dire : La vie continue...*

La musique qui s'inspire du ska jamaïcain ainsi que les paroles pour enfants font de cette chanson commerciale une chanson d'une fraîcheur **Cerveau Droit** incomparable.

***Martha my Dear*** (31) pourrait à première vue sembler n'être q'une composition Limbique Droit, cependant l'excentricité et la confusion des paroles, qui se réfèrent à la fois à sa chienne *Martha* mais également à une femme font de cette chanson un exercice de style autant d'inspiration **Cortical Droit** que **Limbique Droit.**

Compositions Cortical Droit

***The Fool On The Hill*** (32) est une chanson essentiellement **Cortical Droit.**

Cette composition se révèle cosmique, irréelle, intemporelle et ses paroles peuvent conduire à toutes les interprétations, de l'incommunicabilité et l'incompréhension entre les êtres :

*(But nobody wants to know him... but nobody ever hears him... and he never shows his feelings... and he never listens to them...),* au concept de sagesse et de folie *(he knows they're the fool...),* ou au spiritualisme religieux *(and he never gives an answer... and he never seems to notice... the man of a thousand voices...).*

*The Fool on the Hill* reflète une forme de la personnalité de Paul McCartney, mélange de recul, de distance voire d'indifférence dans sa description d'un monde qui tourne de façon inexorable et cyclique, d'un univers parsemé de nuages épisodiques symbolisant les inévitables aléas de la vie.

La référence au cosmos se retrouve dans ***Mother Nature's Son*** (33) qui a été composée pendant le séjour de Paul en Inde et a été directement influencée par une conférence du Maharishi.

La chanson s'appuie sur le concept hippie du retour à la nature, mais surtout de la communion avec cette dernière.

Elle nous offre une vision de l'univers, avec les yeux d'un jeune paysan, tissant ainsi un lien entre la simplicité, le naturel et le surnaturel de l'univers.

***Blackbird*** (34) s'inscrit dans la même lignée onirique et transcendantale **Cortical Droit**.

Il a été évoqué que cette chanson faisait allusion aux luttes des noirs pour les droits civils aux Etats-Unis, et à l'assassinat de Martin Luther King le 4 avril 1968, soit 2 mois avant l'enregistrement (*Take these broken wings and learn to fly... You were only waiting for this moment to arise...*).

Selon Paul, la chanson avait été composée auparavant pendant le séjour à Rishikesh, et avait été inspirée par le chant d'un corbeau au petit matin.

Composée en pleine guerre froide et enregistrée le jour même de l'invasion de la Tchécoslovaquie par les chars soviétiques, ***Back in the USSR*** (35), qui n'était à l'origine qu'une parodie provocatrice **(Cortical Droit)** du *Back in the USA* de Chuck Berry, un clin d'œil et un signe d'ouverture vis-à-vis des jeunes fans qui écoutaient en cachette les chansons des Beatles, fit scandale aux Etats-unis.

En pleine paranoïa anti-soviétique, en pleine guerre du Vietnam où le Vietcong était ouvertement soutenu par l'Union Soviétique, les Beatles furent suspectés de propagande révolutionnaire communiste : (*You don't know how lucky you are*...).

***Why Don't we do it in the road*** (36), qui aurait pu être composé par John, (qui fut du reste envieux de ne pas l'avoir lui-même écrite) est imprégnée de la culture underground, du théâtre de rue, et s'inscrit au cœur de la révolution sexuelle en vogue en 1968 **(Cortical Droit).**

<u>Compositions Limbique Droit</u>

***Hey Jude*** (37) qui a été composée pour Julian, le fils de John à qui Paul s'était d'autant plus attaché que John et Cynthia étaient en pleine procédure de divorce (à l'origine la chanson s'intitulait Hey Jules), est une chanson dont les paroles évoquent le réconfort, l'empathie, l'amour, la sagesse et l'espoir (**Limbique Droit**) :

*(And anytime you feel the pain, hey Jude refrain, don't carry the world upon your shoulders...).*

Force est de constater que la qualité et le classicisme de sa composition est de tonalité Limbique Gauche et l'originalité due à son exceptionnelle longueur d'inspiration Cortical Droit.

Le non-sens des paroles *The movement you need is on your shoulder* fut conservé sur insistance de John (approche Cortical Droit).

***I Will*** (38) est une ballade finement ciselée **Limbique Droit**, composée pour Linda, qui devait rejoindre Paul à

Londres quelques jours plus tard, et à qui il désirait déclarer son amour :

*(Love you whenever we're together, love you when we're apart...).*

Compositions Limbique Gauche

***Your Mother Should Know*** (39) est un hommage à la musique entendue pendant son enfance (**Limbique Gauche**) et que son père Jim affectionnait particulièrement, L'allusion à sa mère Mary est probable dans la mesure où ce type de mélodie était joué dans les années 20, approximativement l'époque de sa naissance :

*(That was a hit before your mother was born... though she was born a long long time ago...)*

Éloge de la maternité, ***Lady Madonna*** (40) a été inspirée par la photo d'une femme africaine donnant le sein à son bébé, dont la légende était *Mountain Madonna* (la Madone de la montagne).

*(Lady Madonna, children at your feet, wonder how you manage to make ends meet...).*

Cette chanson **Limbique Gauche** dans ses paroles, a également recours à la même préférence cérébrale pour ce qui concerne la musique.

En effet inspirée de *Bad Penny Blues* du musicien de Jazz Humphrey Lyttleton et en particulier du piano boogie qui y était joué par Johnny Parker, cette composition de 1956 avait été à l'époque produite par George Martin.

Nouvel hommage à la musique de son père, ***Honey Pie*** (41) est un pastiche des chansons des années 1920 (**Limbique Gauche**) dont les paroles surannées évoquent la magie des Etats-Unis et des films hollywoodiens du début de siècle :

*(Come and show me the magic of your Hollywood song...*
*You became the legend of the silver screen... Sail across the Atlantic...).*

### De *Get Back* à *The End*

Compositions Cortical Droit

***Get Back*** (42) était à l'origine une chanson **Cortical Gauche** engagée qui était censée évoquer le racisme ambiant en Grande-Bretagne.

En effet, depuis le 21 avril 1968, date à laquelle fut prononcé à Birmingham un discours véhément contre l'arrivée imminente dans le pays de 10000 réfugiés Pakistanais, l'extrême droite du pays militait alors pour renvoyer tous les immigrés dans leur pays d'origine, leur reprochant de menacer l'emploi :
*(Get back to where you once belonged...).*

Parce qu'il redoutait que cette chanson soit mal interprétée par le public, le prudent Paul (Limbique Gauche) changea complètement les paroles qui devinrent des allusions aux transsexuels (*Sweet Loretta Martin thought she was a woman, but she was another man…*) et aux consommateurs de drogue (*Jojo left his home in Tucson, Arizona for some California grass...).*

Notons que pendant l'enregistrement de la chanson, John Lennon a toujours suspecté que Paul faisait allusion à Yoko Ono dès qu'il prononçait les mots *Get Back…*

Au premier abord, ***Maxwell Silver Hammer*** (43) apparaît comme une chanson dont les paroles ne présentent que peu d'intérêt. Cependant, composées pendant l'été 1969, elles sont le reflet de la découverte par Paul, d'œuvres, d'auteurs et de notions *avant-garde*, comme la pataphysique, notion purement inventée pour *Ubu Roi* par Alfred Jarry.

Cette chanson **Cortical Droit**, symbolise les épreuves et aléas de la vie, ainsi qu'une forme de fatalisme qui repose sur le fait que, quoi que l'on fasse, un élément fortuit (le marteau) peut d'un coup tout réduire à néant.

Compositions Limbique Droit/Cortical Droit/Limbique Gauche.

***Let It Be*** (44), au titre prémonitoire, a été le fruit de l'état dépressif et paranoïaque de Paul McCartney, qui tentait en 1970, sans grand succès, de maintenir les Beatles à bout de bras, et voulait imposer au groupe discipline et rigueur (Limbique Gauche).

Il provoqua ainsi de nombreux ressentiments chez ses partenaires.

L'image de sa mère Mary (**Limbique Gauche**) qui lui conseillait de ne pas trop s'inquiéter et de laisser faire les événements, lui est apparue une nuit d'insomnie :

(*When I find myself in times of trouble, Mother Mary comes to me, speaking words of wisdom, let it be...).*

Cette chanson, où le souvenir de sa mère ainsi que l'affect (**Limbique Droit**) cohabitent avec l'image de la Vierge Marie, porte des accents mystiques (ainsi soit il), et évoque des visions célestes en s'appuyant sur l'image de l'ange (**Cortical Droit**).

Malgré l'évocation de ses idées noires et un pessimisme inhabituel, Paul parvient néanmoins à trouver une lueur d'espoir :

(*And in my hour of darkness... And when the night is cloudy, there is still a light that shines for me...).*

Compositions Limbique Droit/Cortical Droit

***The Long And Winding Road*** (45) a été écrit en même temps que *Let it be*.

Comme cette dernière, cette composition affiche un mélange de pessimisme et d'optimisme en décrivant un sentiment de solitude et d'abandon **(Limbique Droit)**

(*Many times I've been alone and many times I've cried... You left me standing here a long, long time ago...)*, mais également d'espoir avec l'image symbolique de la route sinueuse qui mène à une porte symbolisant la chaleur et l'amour (**Cortical Droit**) :

(*The long and winding road that leads me to your door...)*.

Ces images ont été inspirées par les routes sinueuses et le climat rugueux du paysage de Kintyre près de sa ferme en Ecosse :

*(The wild and windy night that the rain washed away...)*

Que dire de compositions comme ***You Never Give Me Your Money*** (46), mise à part l'allusion aux problèmes financiers rencontrés par les Beatles à cette époque, de ***Her Majesty*** (47), qui n'est qu'un clin d'œil irrévérencieux à la reine, de **Golden Slumbers** (48), comptine enfantine qui reprend un thème écrit au 17ème siècle par Thomas Dekker, et de sa suite ***Carry that Weight***, qui évoque le sentiment d'échec et le poids ressenti par Paul à cette époque, de ***She Came In Through The Bathroom Window*** (49), qui relate l'anecdote d'une jeune fille, Diane Ashley, qui s'était un jour faufilée dans la maison de John par la fenêtre de la salle de bains, et déroba quelques objets qu'elle considérait culte, ou de ***The End*** (50), qui même si elle n'est pas la dernière chanson enregistrée par les Beatles, marque la fin du groupe en délivrant un dernier message d'amour et de sagesse, sinon que les chansons de ce medley/collage, au-delà de leurs qualités musicales incontestables, n'offrent que peu d'intérêt au niveau d'une quelconque interprétation.

Positionnement des 50 compositions

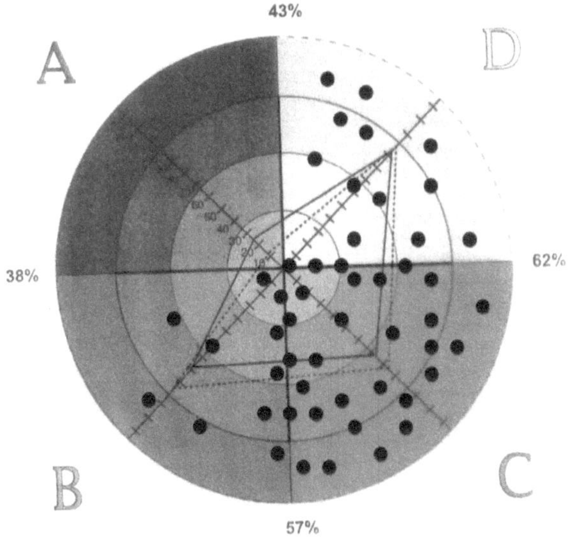


*Copyrights Herrmann International 1988/2004*

**La musique de Paul McCartney**

Si la musique de John Lennon est avant tout harmonique, celle de Paul McCartney est principalement **mélodique (Limbique Gauche)**, même si le passage par le Cortical Droit représente une étape préalable nécessaire pour toute approche mélodique de qualité.

Ses compositions offrent beaucoup de variations chromatiques et, alors que bien souvent la musique de John est dissonante, les chansons de Paul sont généralement **consonantes**.

De même, alors que les compositions musicales de John peuvent être qualifiées d'horizontales, la musique de Paul est **verticale.**

Plutôt que d'utiliser, comme John Lennon, les sons pour transmettre un message ou de s'appuyer sur une stricte notion d'esthétisme (Cortical Droit) la musique de Paul s'appuie sur des critères de qualité, de recherche de perfection, de rigueur, voire de classicisme (**Limbique Gauche**).

Le désir (conscient ou inconscient) de puiser dans le répertoire de son père ou de la musique classique est le reflet de ses préférences cérébrales **Limbique Gauche**, et de sa volonté d'établir un pont entre les générations ou une continuité entre les musiques du passé et du futur.

Cependant, (comme John Lennon), ayant peu de connaissances musicales théoriques, Paul McCartney a su, sous l'influence manifeste de son **Cortical Droit**, s'affranchir des barrières et des règles généralement reconnues, ce qui a involontairement contribué à l'originalité de nombreuses compositions.

Comme nous l'avons déjà évoqué dans un chapitre précédent, les gauchers utilisent mieux l'ensemble de leurs préférences cérébrales, et il est généralement admis qu'un grand nombre de gauchers ont un talent inné pour la musique ou les arts.

Le fait que Paul soit gaucher explique sa capacité à composer, à la fois de manière classique et ciselée (par exemple des musiques comme celle *de For No One)*, mais aussi des chansons « décalées » comme *Yellow Submarine*.

# Chapitre 5
# Strawberry Lane

## L'alchimie musicale de John et Paul

Profils juxtaposés de John Lennon et Paul McCartney

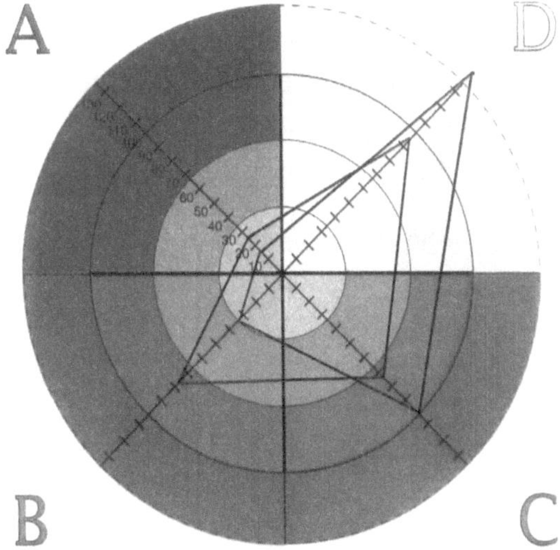


*Copyrights Herrmann International 1988/2004*

Lorsqu'on cherche à comprendre le succès des Beatles et les raisons qui ont engendré le mythe, il suffit de commencer à s'appuyer sur l'analyse des préférences cérébrales des deux piliers du groupe, mais également sur les préférences cérébrales supposées de George Harrison et Ringo Starr.

Jusqu'à mi-1964, leur succès, au-delà de la fraîcheur de leurs chansons (dont beaucoup étaient des reprises) a beaucoup plus tenu aux personnalités complémentaires des 4 musiciens et à leur comportement devant les média.

Le public a inconsciemment catégorisé John Lennon comme un intellectuel rebelle et écorché vif (**Cortical Droit** en dominance et Limbique Droit en auxiliaire), et Paul McCartney comme un sympathique et jovial faiseur de ballades (**Limbique Gauche** en dominance et Limbique Droit en auxiliaire).

George Harrison a été perçu comme un doux spiritualiste (**Cortical Droit** en dominance et Limbique Droit en auxiliaire), et Ringo Starr comme un rigolo bon vivant (**Limbique Droit** en dominance et Limbique Gauche en auxiliaire).

Ainsi Paul, John, George et Ringo ont, par leurs personnalités distinctes, représenté chacun, une partie des préférences cérébrales du public, permettant à celui-ci de s'identifier à l'un ou à l'autre.

Il en est de même pour leurs chansons, qui par leur diversité ont trouvé des échos différents dans les différentes couches intellectuelles et sociales du public.

L'avant-garde et la nouvelle gauche contestataire **Cortical Droit** se sont retrouvées dans des compositions de John Lennon comme *Tomorrow Never Knows* ou *Revolution* et la communauté hippie **Cerveau Droit** dans *All You Need is Love* de John Lennon ou *Within You, Without You* de George Harrison.

Les « **Limbiques Droit** » ont été sensibles à *Yellow Submarine* ou *Octopus Garden* chantés par Ringo Starr ou *All Together Now* composé par Paul McCartney et les adultes conservateurs « **Limbique Gauche** » ont apprécié le classicisme de *Yesterday* ou de *Let It Be* interprétés par Paul McCartney.

Cette alchimie magique, résulte d'un mélange des genres musicaux, que ce soit la musique indienne et des instruments comme le sitar, les orchestres et ses musiciens classiques, les fanfares et ses cuivres, la musique de cirque, le rock, les compositions de style music-hall, les collages surréalistes, la musique populaire, les ballades ou le blues…).

**L'analyse des Préférences cérébrales de John et Paul** nous a permis de comprendre les raisons de cette diversité, s'appuyant tour à tour sur le **Limbique Gauche/ Droit** et le **Cortical Droit** de **Paul McCartney** ou sur le **Cortical Droit/Limbique Droit** de **John Lennon.**

« **Strawberry Lane** » est fait de synergies musicales s'appuyant soit sur l'harmonie (**Cortical Droit**) ou la mélodie (**Limbique Droit**), faisant appel à la réceptivité d'oreilles musicales et de sensibilités différentes, de messages portés par des paroles teintées d'introversion ou d'extraversion, d'univers musicaux **Cerveau Droit** et **Cerveau Gauche.**

C'est probablement pourquoi leurs compositions continuent curieusement à séduire les nouvelles générations et resteront éternelles, nichées dans le **Limbique Gauche** de chacun.

# Bibliographie


Lennon and McCartney, *par Malcom Doney*
(Midas Books)

The unknown Paul McCartney *par Ian Peel*
(Reynolds & Hearn)

The Beatles Anthology
(Editions du Seuil)

John Lennon Imagined, *par Janne Makela*
(Peter Lang)

Revolution in the head, *par Ian MacDonald*
(Henry Holt and Company/New York)

The Beatles Diary, *par Keith Badman*
(Omnibus Press)

L'intégrale Beatles, *par Steve Turner*
(Hors Collection)

Being John Lennon, *par Martin Dimery*
(SAF Publishing)

Les Beatles, *par François Ducray*
(Librio musique)

Père manquant, fils manqué, *par Guy Corneau*
(Editions de l'homme)

Les Beatles, the only authorized Biography, *par Hunter Davies*
(Solar)

Les Beatles, *par Alain Dister*
(Albin Michel)

The Love you make, *par Peter Brown et Steven Gaines* (Macmillan, Londres)

Le journal d'Adam, *par Knut Faldbakken*
(Presses de la Renaissance)

John Lennon, *par Ray Coleman*
(Futura, Londres)

Paul McCartney : Many Years from now, *par Barry Miles*
(First Owl Books)

Lennon : La légende, *par James Henke*
(Editions du Seuil)

Naître humain, *par Jacques Mehler*
(Editions Jacob)

XY, de l'identité masculine, *par Elisabeth Badinter*
(Odile Jacob)

Come together, *par Jon Wiener*
(University of Illinois Press)

L'éloge de la fuite, *par H. Laborit*
(Editions Folio)

Paul McCartney, paroles et musique, *par Michel Dubreuil et Jacques Volcouve*(Jean Pierre Tallandier)

Paul McCartney in his own words, *par Paul Gambaccini*
(Omnibus Press)

John Lennon, une vie avec les Beatles, *par Albert Goldman*
(Stock)

Masculin ou féminin, par *Robert Stoller*
(Presses universitaires de France)

John Lennon, la ballade inachevée, *par Pierre Merle*
(L'Archipel)

Les dominances cérébrales et la créativité, par Ned Herrmann
(Ned Herrmann Brain books, 1992)

John Lennon in his own words, *par Michael Heatley*
(Omnibus Press)

L'oreille musicienne, par *Claude-Henri Chouard*
(Gallimard)

Musiques/Les savoirs musicaux
(Actes Sud/cité de la musique)

In the Sixties, par *Barry Miles*
(Pimlico)

John et Paul, le roman des Beatles, par *Pierre Merle*
*(Editions Hors Collection)*

L'Abécédaire du Cerveau
(Flammarion)

The lives of John Lennon, par *Albert Goldman*
(a cappella)

The Beatles/Literary Anthology
(Plexus, London)

Hippie, par *Barry Miles*
(Cassell Illustrated)

# Table des matières

www.ingramcontent.com/pod-product-compliance
Lightning Source LLC
Chambersburg PA
CBHW070642041126
54327CB00009B/344
* 9 7 8 2 7 4 8 3 0 8 7 7 8 *